# ÉTUDE

SUR LES

# GROSSESSES MULTIPLES

## UNIVITELLINES ET BIVITELLINES

PAR

Le Docteur Paul ELEUTERESCU

DE LA FACULTÉ DE PARIS

ANCIEN EXTERNE DES HÔPITAUX (MATERNITÉ DE L'HÔPITAL SAINT-LOUIS)
ANCIEN MONITEUR DE LA CLINIQUE D'ACCOUCHEMENT DE LA FACULTÉ

PARIS

SOCIÉTÉ D'ÉDITIONS SCIENTIFIQUES

PLACE DE L'ÉCOLE DE MÉDECINE
4, RUE ANTOINE DUBOIS, 4

1896

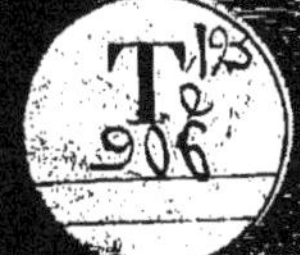

BIBLIOTHÈQUE GÉNÉRALE DE MÉDECINE

# ÉTUDE

## SUR LES

# GROSSESSES MULTIPLES

## UNIVITELLINES ET BIVITELLINES

PAR

Le Docteur Paul ELEUTERESCU

DE LA FACULTÉ DE PARIS
ANCIEN EXTERNE DES HÔPITAUX (MATERNITÉ DE L'HÔPITAL SAINT-LOUIS)
ANCIEN MONITEUR DE LA CLINIQUE D'ACCOUCHEMENT DE LA FACULTÉ

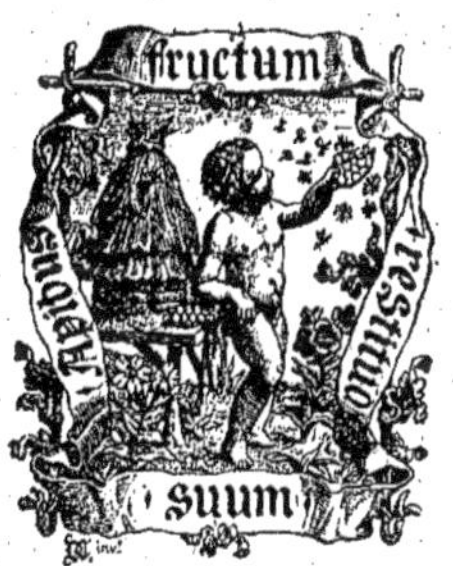


PARIS

SOCIÉTÉ D'ÉDITIONS SCIENTIFIQUES

PLACE DE L'ÉCOLE DE MÉDECINE
4, RUE ANTOINE-DUBOIS, 4

1896

# INTRODUCTION

Il semble, au premier abord, que l'étude des grossesses multiples, suivant leur origine uni ou bivitelline, ne devrait intéresser que les embryologistes.

Penser ainsi serait pourtant commettre une erreur; car, au triple point de vue de leur genèse, de leur anatomie et de la clinique, il existe des différences considérables entre ces deux variétés.

Certainement ces différences sont connues des accoucheurs, mais il n'en est pas moins vrai qu'aucun livre d'accouchements classique ne s'étend assez longuement sur cette question.

Notre maître, M. le docteur Bar, dans son cours de la Faculté de Paris en janvier 1895, consacre plusieurs leçons à cette question. Il demande que l'étude de la grossesse multiple soit divisée suivant la nature de celle-ci : chaque variété méritant une étude particulière.

M. le docteur Bar a repris l'étude de ces deux variétés de grossesses multiples, en avril 1896, dans ses leçons de la clinique d'accouchement de la rue d'Assas.

C'est de ses leçons, à l'amphithéâtre et aux lits des parturientes, que nous nous sommes inspiré.

C'est à notre maître que nous devons le meilleur de ce travail.

C'est à lui que nous devons toute notre instruction obstétricale.

Qu'il nous soit permis, en le remerciant de la sollicitude qu'il nous a montrée depuis que nous avons l'honneur d'être son élève, de lui donner un faible témoignage de notre profonde reconnaissance.

Nous avons en outre tiré un grand profit de la lecture de l'article sur la pathologie générale de l'embryon, du traité de pathologie générale de M. le professeur Bouchard, dû à M. le professeur Mathias Duval, notre président de thèse. Nous le prions de bien vouloir accepter nos remerciements pour le grand honneur qu'il nous a fait en voulant bien accepter la présidence de notre thèse.

Enfin, nous avons largement puisé dans l'excellent livre de tératogénie de M. Camille Dareste, que nous remercions d'avoir bien voulu nous renseigner, de si bonne grâce, sur toutes les questions que nous lui avons adressées et de nous avoir permis d'examiner les intéressantes préparations qu'il possède.

# AVANT-PROPOS

———

L'arrière-faix, dans les grossesses multiples à deux produits, se présente schématiquement sous deux aspects différents, suivant qu'il possède deux chorions distincts, un pour chaque produit, ou un chorion commun aux deux produits.

Chacune de ces variétés de délivre correspond à un genre de grossesse multiple particulier. La première variété se rapporte aux cas dans lesquels deux œufs se sont développés simultanément dans la cavité utérine.

La deuxième se rapporte aux cas dans lesquels un seul œuf a été l'origine des deux produits.

Dans le langage courant, on se borne à dire grossesse multiple, qu'il s'agisse de l'une ou de l'autre de ces variétés.

Il n'en devrait pas être ainsi. Ces grossesses sont si différentes l'une de l'autre qu'il convient de spécifier toujours le genre de grossesse que l'on observe, en les désignant sous les noms de grossesse multiple bivitelline ou grossesse multiple univitelline.

C'est à l'étude des différences que présentent ces deux variétés de grossesses que seront consacrés les chapitres suivants.

# CHAPITRE PREMIER

## La fécondation dans les grossesses multiples.

Avant d'aborder l'étude de la genèse des grossesses multiples chez la femme, il n'est pas inutile que nous précisions quelles sont les dispositions qui se rencontrent dans les œufs de poule contenant deux embryons.

Chez les oiseaux, deux embryons peuvent se développer dans un même œuf dans deux conditions différentes :

1° Lorsque cet œuf contient deux jaunes ;

2° Lorsque l'œuf ne contient qu'un seul jaune ; dans ce dernier cas, le jaune peut avoir deux vésicules germinatives ou une seule vésicule germinative.

Donc, deux dispositions principales : deux jaunes ou un seul jaune : bivitelline ou univitelline.

Chez les animaux supérieurs, les mammifères, nous voyons que les mêmes cas peuvent se présenter.

Chez les animaux à portée multiple, le nombre des vésicules de de Graaf, rompues au moment du rut, est multiple mais ne correspond pas toujours au nombre des petits lorsque la conception s'en est suivie.

Dans ces cas, bien souvent, le nombre des petits est supérieur au nombre des vésicules rompues. Il semblerait donc que, dans ces espèces, les deux genres de grossesses peuvent coexister.

Chez les animaux à portée simple et chez la femme en particulier, ces deux genres peuvent se rencontrer également, soit successivement, soit même ensemble, dans le cas de grossesse triple. Et, à ce propos, nous pouvons dire que dans l'atlas qui fait suite au travail de Schatz (1), sont figurés plusieurs placentas de grossesses triples à deux œufs, l'un simple, l'autre contenant deux enfants.

Ainsi donc, chez la femme, les deux variétés existent. Nous allons maintenant étudier les différences que présentent, quant à la fécondation, chacune de ces deux variétés.

### 1° La grossesse multiple bivitelline

Dans les grossesses multiples bivitellines se placent, avons-nous dit, les cas d'œufs à deux jaunes et, chez la femme, la grossesse à deux œufs.

Les ovules, dont ces œufs dérivent, n'ont pas toujours la même origine et, étant donnée l'existence de deux ovaires chez la femme, on peut rencontrer, dans leur provenance, les trois combinaisons suivantes :

Dans une première catégorie, les deux ovaires ont fourni simultanément chacun une vésicule de de Graaf.

Dans une deuxième, deux vésicules sont arrivées à maturité en même temps et sur le même ovaire, et, enfin, dans une troisième catégorie, une vésicule a pu contenir deux ovules normaux.

Toutes ces catégories ont été démontrées anatomiquement.

(1) *Schatz*. Arch. fur Gynecol., t. XXIV, 1884, pl. IV, placenta B 14, plac. B. 15.

Pour les deux premières, les nécropsies de femmes mortes après des couches multiples l'ont prouvé ; quant à la troisième, elle a été vérifiée par l'examen microscopique : constatation des follicules à deux ovules.

Lorsque ce dernier cas se présente, il est rationnel d'admettre que les deux ovules accolés, mis simultanément en liberté sont arrivés en même temps dans la cavité utérine, se sont fixés dans le même repli de la muqueuse et que, finalement, au moins pendant le premier temps de leur développement, ils ont subi les mêmes influences.

Mais en est-il de même lorsque ces ovules proviennent de vésicules séparées ?

Il est plus que probable que non. Et si, en cette occasion, nous nous rapportons à l'étude faite sur les femelles des espèces multipares, nous verrons que, contrairement à l'opinion de Bischoff et du Barry, il a été démontré que la rupture des ovisacs n'est pas simultanée.

Collin, en particulier, en pratiquant la castration sur une truie pendant le rut, observa sur un ovaire quatre vésicules de de Graaf, dont deux ouvertes et saignantes et deux non encore déchirées.

Il doit en être de même chez la femme, lorsque plusieurs vésicules arrivent à maturité en même temps.

Ainsi donc, lorsque deux vésicules sont prêtes à se rompre, un intervalle plus ou moins grand peut séparer leur déchirure.

On admet généralement que cet intervalle peut atteindre le chiffre de trois semaines (l'évaluation approximative d'une période intermenstruelle ou ovulaire), mais qu'il ne peut pas le dépasser.

Car une fois ces périodes ovulaires passées, un ovule ayant été fécondé, la ponte cesse et les ovules qui arrivent à maturité entrent en régression sans qu'il y ait déhiscence.

Quoi qu'il en soit, il reste établi qu'il peut exister entre les deux ovules une différence d'âge.

Pondus à des intervalles plus ou moins éloignés, ces ovules ont pu être imprégnés par des éléments générateurs différents, par des spermatozoïdes provenant de mâles différents et peut-être possédant des qualités particulières.

En outre, le second œuf se greffant sur une muqueuse déjà modifiée par la présence d'un autre ovule, peut être anormalement influencé dans sa nutrition première.

Dans les faits de superfécondation (exception faite des cas ayant trait à deux ovules accolés issus d'une même vésicule) bien souvent les deux œufs sont différents quant à leur âge quant au moment de la fécondation, quant à l'agent même de la fécondation, c'est-à-dire de l'élément mâle générateur.

Les deux embryons sont presque aussi éloignés l'un de l'autre que s'ils appartenaient à deux grossesses successives.

Pourtant, à cause de leur développement simultané dans la même cavité utérine, à cause des influences maternelles identiques sous lesquelles ils se sont développés, à cause de l'influence réciproque qu'ils pourraient exercer l'un sur l'autre par l'intermédiaire de l'organisme maternel, ces deux frères s'éloignent de ceux issus de grossesses successives et nécessitent la formation d'un groupe à part.

## 2° La grossesse multiple univitelline.

Nous avons dit au début et en parlant des œufs de poule qui peuvent donner naissance à deux individus, que dans certains cas, un seul jaune est l'origine de ces embryons ; que ce jaune aie une ou deux vésicules germinatives.

Cette variété constituerait le groupe des grossesses multiples univitellines.

Chez les mammifères et chez la femme en particulier, il est très probable que les mêmes variétés (de une ou deux vésicules germinatives sur le même jaune) peuvent exister, mais, ainsi que le fait remarquer Dareste (1), s'il est facile de distinguer sur un gros jaune d'œuf de poule la présence de deux vésicules germinatives, cette constatation en est rendue très difficile chez les mammifères par l'absence presque complète de vitellus de nutrition.

Donc, presque toutes, sinon toutes, les grossesses multiples univitellines, chez la femme, dérivent d'un ovule à une seule vésicule germinative, par conséquent d'un ovule en apparence normal et qui, normalement, ne développe qu'un seul embryon.

L'idée qu'un seul ovule puisse contenir deux germes s'est fait jour dans l'esprit des naturalistes et surtout des tératologistes à propos de la formation des monstres doubles, vers le commencement du siècle dernier.

Lémery (2), en 1724, à l'Académie des sciences et à propos de la discussion sur les monstres doubles, est celui qui le premier en fait mention dans les termes suivants :

« Dans les enfants qui viennent au monde avec un plus grand nombre de parties organiques qu'ils n'en doivent avoir, l'excédent de ces parties a été emprunté à un autre germe, soit que dans sa première conformation un même œuf eût contenu deux germes qui, par leur pression, se soit uni en tout ou par quelques-unes de leurs parties, soit que chaque germe des deux œufs se fût approché immédiatement par la rupture des membranes qui les enveloppent. »

Mais outre que cette simple hypothèse ne reposait sur

_____

(1) *Dareste*. — Recherches sur la production artificielle des monstres, note p.458.
(2) *Lemery*. — Observ. sur les monstres, etc., Ac. des sciences, 1724. — *In Dareste*. — *Loc. cit.*

aucune observation, elle était presque complètement perdue dans la discussion, car toute la théorie de Lémery était basée sur la deuxième partie de sa proposition.

La même critique ne peut s'appliquer à Jacobi (1) qui paraît être celui qui *a vu* pour la première fois deux embryons sur le même vitellus. Ce dernier, en 1765, publia une lettre sur la pisciculture dans laquelle il signalait la présence de deux embryons sur la même vésicule ombilicale de certains œufs de truites qu'il fécondait artificiellement.

Ces embryons étaient tantôt séparés, tantôt réunis entre eux.

Jacobi attribuait ces faits à une anomalie de la fécondation, à la pénétration de deux zoospermes dans l'intérieur de ces œufs.

Généralisant cette explication, Jacobi crut pouvoir attribuer à cette cause les monstruosités doubles chez les autres animaux, chez les mammifères et même chez l'homme.

La lettre de Jacobi passa longtemps inaperçue et ce ne fut que vers le milieu de notre siècle, lorsque Lereboulet et de Quatrefages reprirent l'étude de la fécondation artificielle appliquée à la pisciculture, que l'on signala de nouveau la diplogénèse sur les œufs de poisson.

Sur les œufs de poule, quoique la diplogénèse se rencontre plus rarement et est d'observation moins aisée que sur l'œuf de poisson, on avait pourtant des notions très exactes.

D'après Dareste, c'est Wolff qui, le premier, en 1769, avait décrit et figuré deux embryons distincts développés sur le même jaune et mentionné un cas de monstruosité double.

Mais comme Wolff ne croyait à l'existence d'aucun rapport entre la grossesse gémellaire et la monstruosité double il attribua cette dernière seulement à une modification accidentelle survenue dans l'acte physiologique de la fécondation.

(1) *Jacobi.* — Lettre sur la pisciculture. **Magasin de Hanovre**, 1765. Reproduite in *Archives de Virchow*, t. LXXVIII, page 118, 1878.

Après Wolff, nombre d'observateurs, parmi lesquels nous citerons Pannum, Allen Thomsen, Flourens signalèrent, soit des monstres doubles, soit des jumeaux séparés sur le même jaune.

Mais aucun de ces auteurs ne songeait à relier ces deux phénomènes.

Is. Geoffroy Saint-Hilaire lui-même ne connaissait pas cette relation car il écrivait dans son traité de tératologie que l'existence des doubles œufs expliquait seule les monstres doubles chez les oiseaux.

C. Dareste, le véritable fondateur de la tératogénie, le premier qui appliqua l'expérimentation à l'étude de la tératologie, est également celui qui rapprocha ces deux genres de faits et qui, en 1865, énonça la théorie suivante : « La monstruosité double n'est qu'une conséquence particulière de la gémellité univitelline. »

Par ce caractère, la gémellité univitelline fut complètement séparée de la grossesse multiple bivitelline.

Ce genre de grossesse multiple était établi ; ses caractères monstrueux dans certains cas l'étaient également, mais ni Dareste ni les autres expérimentateurs ne pouvaient arriver à la produire artificiellement.

De toutes les recherches faites, tant sur les œufs de poisson que sur les œufs de poule, on était arrivé à conclure que sa production n'était pas dépendante des influences que l'on faisait agir sur l'œuf pendant l'incubation.

On savait que certaines conditions, agissant au moment de la fécondation, paraissaient avoir une certaine influence : ainsi, pour les œufs de poisson l'on savait que la fécondation par la méthode sèche donnait plus de diplogénèse que la fécondation par la méthode humide ; mais sa production était un fait du hasard.

On arrivait ainsi, petit à petit, aux anciennes théories de Jacobi et de Wolff qui plaçaient l'origine de la diplogénèse dans une modification survenue au moment même de la fécondation.

La preuve de cette modification et la nature de celle-ci furent données par Fol.

Fol (1) étudiant le processus intime de la fécondation découvrit que normalement l'ovule n'acceptait qu'un seul spermatozoïde.

Pathologiquement deux ou plusieurs spermatozoïdes pouvaient pénétrer un ovule ; mais alors le résultat était une segmentation anormale de l'ovule et la formation d'une larve monstrueuse.

Les expériences de Fol avaient porté sur les œufs d'astéria glacialis et les conditions pathologiques dans lesquelles se faisaient la fécondation étaient réalisées par la captivité prolongée des œufs, par la fécondation d'œufs trop mûrs ou pas assez mûrs ou par l'anesthésie après un séjour dans l'eau saturée d'acide carbonique.

Le nombre de spermatozoïdes qui arrivaient à pénétrer l'ovule dans ces conditions était variable. Mais règle générale, plus l'ovule s'éloignait des conditions normales et plus le nombre des spermatozoïdes qui le fécondait était considérable.

Les résultats de ces fécondations anormales n'étaient pas toujours identiques.

Dans certains cas où deux spermatozoïdes seulement avaient pénétré l'ovule (trois même d'après Selenka) la segmentation est normale et l'œuf donne naissance à une larve normale. Mais dans la plupart des cas la segmentation se fait anorma-

(1) *H. Fol.* — Recherches sur la fécondation et le commencement de l'hénogénie. Genève, Bâle, Lyon, 1879. — *H. Fol.* — Sur l'origine de l'individualité. Comptes rendus, Ac. des sciences, 1883. T. XCVII.

lement, une larve monstrueuse à plusieurs invaginations gas-
tréales prend naissance de cet ovule. Enfin lorsque les conditions
s'éloignent trop de l'état normal quand, par exemple, un plus
plus grand nombre de spermatozoïdes pénètre l'ovule, ce dernier
ne se développe plus et succombe. En aucun cas le nombre des
invaginations n'a semblé correspondre au nombre des spermatozoïdes fécondants.

Il semble donc que ces derniers agissent non comme
individualités, mais comme simple dépôt de matière nucléaire.

C'est d'ailleurs le rôle que joue le spermatozoïde à deux
masses chromatiques et peut-être aussi l'ovule à deux vésicules
germinatives.

Pour résumer ce qui vient d'être dit, nous ferons remarquer
que la gémellité univitelline procède d'un ovule pathologiquement fécondé, que les deux produits développés sur le même
vitellus sont solidaires l'un de l'autre comme les deux moitiés
d'un même organisme et constituent par conséquent toujours
un ensemble monstrueux. Et enfin, rapprochant les deux
genres de grossesses multiples que nous avons étudiés au point
de vue de leur genèse, et plaçant d'un côté la grossesse multiple bivitelline dont l'origine se trouve dans la superimprégnation, et de l'autre la grossesse multiple univitelline dont l'origine est dans la polyspermie, considérant en outre les caractères
particuliers du délivre dans chacun de ces deux genres, on ne
peut s'empêcher de rappeler qu'Ambroise Paré a prévu cette
différence quand il disait :

« Quand la femme a deux ou trois ou plusieurs enfants et
chacun d'iceux sont distincts et séparés, ayant chacun leur
arrière-faix, il y a superfétation ; mais s'ils sont trouvés enveloppés en un seul, seront engendrés par une grande quantité de
semence et non par superfétation (1).

(1) *Ambroise Paré.* — Œuvres complètes ; édit. *Malgaigne.* T. II, p. 719.

# CHAPITRE II

## L'Arrière-Faix.

Ainsi que nous l'écrivions au début de cette étude, chaque variété de grossesse multiple peut être diagnostiquée après la délivrance, par l'examen de l'arrière-faix.

### 1° L'arrière faix dans les grossesses multiples bivitellines.

Dans les cas de grossesse multiple bivitelline, lorsque deux œufs se sont développés simultanément dans la cavité utérine, le délivre est composé des deux enveloppes ovulaires, c'est-à-dire de deux poches chorioniques.

A ce caractère général commun à tous les cas de grossesses bivitellines, s'ajoute des caractères propres à chaque cas, qui font varier, dans des limites assez larges, l'aspect particulier des arrière-faix.

Les deux principales variétés, sont :

A. Délivres présentant des placentas séparés ;

B. Délivres présentant des placentas accolés.

**A. — Délivres présentant des placentas séparés.**

Dans ces cas, on constate deux masses placentaires plus ou moins éloignées l'une de l'autre et réunies par un pont membraneux.

Une cloison épaisse sépare les deux cavités ovulaires et cette cloison est formée par l'adossement des enveloppes de chaque œuf, séparées par une lame de caduque; c'est-à-dire que d'une cavité ovulaire à l'autre on rencontre les lames suivantes : un amnios et un chorion, un chorion et un amnios. Entre les deux chorions, on trouve la caduque. Celle-ci est beaucoup plus apparente dans les points avoisinant le placenta; moins nette au fur et à mesure qu'on s'en éloigne, elle n'est plus représentée de place en place que par des amas de cellules déciduales.

Il peut arriver que les œufs soient sensiblement égaux et qu'ils soient développés de telle sorte que chaque placenta s'insérant au fond de l'utérus, près d'une corne, par exemple, la cloison vienne s'insérer sensiblement au milieu de l'espace qui sépare les deux gâteaux placentaires. Mais il est loin d'en être toujours ainsi : qu'il s'agisse de placentas nettement séparés par un espace de plusieurs travers de doigts ou qu'il s'agisse de placentas très voisins, de placentas accolés au point de sembler fusionnés, il n'est pas rare de voir la cloison affecter un siège différent.

On peut ainsi voir, par suite du développement excessif d'un des œufs, la cloison gagner le bord du placenta voisin empiéter sur la face fœtale de celui-ci et lui former une bordure plus ou moins large.

Mais, quelle que soit la disposition de cette cloison, il faut noter que l'union des lames membraneuses qui la compose n'est pas intime; les lambeaux de caduque qui séparent les deux chorions, donnent à la cloison assez de laxité pour que la séparation des deux œufs puisse se faire avec une trés grande facilité (1).

Cette séparation peut se faire au moment de la délivrance, mais elle peut se faire auparavant; dans certains cas la naissance du premier enfant est suivie immédiatement de l'expulsion de son placenta et ce n'est qu'après l'expulsion de ce délivre que naît le second enfant.

L'intervalle qui sépare ces deux accouchements est variable, il peut être quelquefois assez grand et atteindre plusieurs jours, plusieurs semaines, voire même plusieurs mois.

Des faits de cette nature semblent avoir été connus dès longtemps, et on trouve dans les auteurs de nombreux exemples d'œufs abortifs expulsés pendant la grossesse, la gestation continuant pour le deuxième qui était expulsé à terme.

Il semble même que les enfants issus de ces derniers œufs étaient qualifiés chez les anciens romains d'un nom particulier, celui de *Vopiscus*, ainsi que le témoigne le passage suivant de Pline l'Ancien (2) : *Vopiscos appellabant e germinis qui retenti utero nascerentur, altero interempto abortu. Namque maxima etsi rara, circa hoc miracula existunt.*

(1) Il n'est pas rare de voir les membranes séparées par du sang qui a pénétré dans la cloison et provenant d'un décollement prématuré du placenta.

(2) Dictionnaire encyclopédique des sciences médicales, t. II, p. 97, article Grossesse. *Pinard* (Notice due à *M. Havet*, prof. au coll. de France).

**B. Les délivres présentant un placenta en apparence unique.**

A côté de ces cas assez rares dans lesquels les deux ovules ont été enveloppés séparément dans des replis de caduque plus ou moins éloignés, il en est de plus fréquents dans lesquels une seule caduque est commune aux deux œufs.

Les masses placentaires s'y touchent et forment en apparence un placenta unique.

Aussi désigne-t-on ces cas, presque toujours, sous le nom impropre de grossesse gémellaire avec placenta unique et cloison. Mais, si l'on regarde de près ces délivres, on s'aperçoit tout de suite que l'unité du placenta n'est qu'apparente et qu'en réalité il y a deux placentas se touchant par une partie plus ou moins étendue de leurs bords.

La distinction entre ce qui appartient à l'un et ce qui appartient à l'autre des deux fœtus est facile à faire, car sur la face utérine de la masse placentaire, on constate deux zones : l'une de coloration foncée, l'autre plus pâle. La première appartiennt au fœtus sur le cordon ombilical duquel il y a eu deux ligatures, la seconde à l'enfant dont le cordon ombilical n'a eu qu'une seule ligature.

Cette ligne de séparation est plus ou moins sinueuse et si, avec le doigt, on essaye de la suivre, on voit que, seules, de minces travées de caduques réunissent les cotylédons appartenant aux deux fœtus.

Cette séparation s'effectue très facilement et sans entamer en aucune manière le tissu de l'un ou de l'autre placenta.

En continuant, on dédouble la cloison qui, dans ces cas, est uniquement constituée par deux lames amnio-choriales.

Il semble qu'il n'y ait pas interposition de caduque ; on penserait volontiers que les deux ovules féconds sont venus se nicher dans une seule dépression de la caduque, en un mot, que la caduque réfléchie qui est venue les entourer leur est commune et qu'elle n'envoie aucun prolongement entre les deux chorions adossés dans la cloison.

Cette interprétation est admissible, mais non démontrée. Il est possible que chaque œuf ait eu sa caduque réfléchie, mais que celle-ci, mince entre les deux œufs, par suite de la proximité de leurs points d'implantation, ait été tellement aplatie ou étirée, pendant la grossesse, qu'elle semble ne plus exister sur les œufs à terme.

Ici comme dans les cas précédents, le point de départ de cette cloison peut correspondre exactement à la ligne de séparation ou bien empiéter plus ou moins sur l'un des placentas.

Mais, chose capitale, on n'y rencontre pas d'anastomoses entre les vaisseaux des deux circulations. Même, quand les cordons s'insèrent très près l'un de l'autre et que de grosses branches vasculaires se dirigent vers la cloison, il n'est possible de déceler, ni superficiellement ni profondément, de communication entre les deux circulations.

Dans tous ces cas, qu'il s'agisse de placenta en apparence unique, qu'il s'agisse de deux placentas manifestement séparés les cordons s'insèrent sur n'importe quel point de la surface placentaire.

L'insertion du cordon n'obéit alors à aucune loi particulière et ne subit en cela que les influences qui la régissent dans la grossesse simple.

Aussi peut-on observer toutes les combinaisons possibles. Ainsi que nous l'avons vu et que nous l'avons consigné dans nos observations, les deux cordons peuvent s'insérer au centre de la surface placentaire très près de la cloison qui les sépare.

L'un peut avoir une insertion centrale, l'autre marginale ou vélamenteuse : dans ces cas l'insertion vélamenteuse pouvant se faire sur la cloison elle-même.

Les deux cordons peuvent être insérés soit sur la portion des membranes qui constituent la cloison, soit sur tout autre point de leur étendue.

Avant de terminer l'étude de l'arrière-faix dans ce groupe de grossesses multiples, ajoutons que la fréquence des placentas en apparence unique est plus grande que celle des placentas complètement séparés :

Sur seize cas de grossesses multiples bivitellines, onze fois l'arrière-faix présentait un placenta en apparence unique et cinq fois seulement les deux placentas étaient réunis par un pont membraneux.

### 2° De l'arrière-faix dans les grossesses multiples univitellines.

Dans les cas où la grossesse multiple est univitelline, un fait domine tous les autres : le placenta est unique.

Il est facile de s'en rendre compte en examinant la face fœtale. Le chorion basal est unique. Bien plus, ainsi que nous le dirons plus loin, on peut voir des rameaux vasculaires parfois volumineux, partir de l'insertion d'un cordon sur le placenta, courir à la surface de celui-ci et aller s'anastomoser avec un vaisseau parti de l'autre cordon.

Cette unité du placenta se reconnaît aussi quand on examine la face utérine.

On ne trouve souvent aucune différence de coloration

entre les parties du gâteau placentaire qui sont afférentes à chacun des deux enfants.

Si la partie correspondant au premier enfant, et par suite du cordon sur lequel on a placé une double ligature, présente une teinte un peu plus foncée, elle est toutefois moins accentuée que dans les grossesses bivitellines à placentas en apparence uniques.

Il est facile, en outre, en examinant la disposition des cotylédons, de constater qu'en aucun point il n'y a possibilité de trouver sur cette face du placenta traces de sillon qui, courant d'un bord du placenta à l'autre, serait le vestige de l'accolement des deux placentas primitivement distincts.

Si le placenta est unique, l'examen montre que la disposition des membranes n'est pas toujours aussi simple. Il n'y a qu'une seule poche choriale, mais dans son intérieur tantôt deux tantôt une seule poche amniotique.

Avec quel degré de fréquence rencontre-t-on chacune de ces variétés ?

Quelles en sont les causes ?

La première variété, celle qui a trait aux délivres à deux cavités amniotiques, est de beaucoup la plus fréquente.

Ainsi sur huit cas de grossesses univitellines, que nous avons réunies, six fois le délivre présentait deux cavités amniotiques, et deux fois seulement une seule cavité renfermait les deux fœtus.

Et encore, si nous consultons les auteurs, notre série pourrait-être considérée comme heureuse, car Veit (1), sur quarante-six cas de grossesse multiple univitelline, n'a rencontré que deux fois, des délivres à une seule cavité amniotique.

---

(1) *J. Veit.* — In Handbuch der Geburtshulfe de P. Müller, t. I, chap. X.

Cette rareté explique comment les auteurs ont pu pendant longtemps contester son existence.

Car si nous négligeons les images des vieux livres d'accouchements (1), images représentant des cavités utérines très spacieuses renfermant des enfants qui se donnaient la main ou se tenaient suspendus l'un à l'autre par les pieds, images donc fantaisistes au premier chef ; aucun des anciens auteurs ne mentionne l'absence de cloisons.

Ambroise Paré (2) parle bien d'enfants issus d'une même portée et ne présentant qu'un seul arrière-faix, mais ne dit pas si cet arrière-faix comprenait un ou deux sacs amniotiques.

Cosme Viardel (3), le premier, signale l'absence de cloison dans certains cas de gémellité.

Mais les maîtres dans l'art des accouchements, continurent à contester le fait pendant longtemps.

Portal (4) ne mentionne nulle part de fait semblable. Dans une de ses observations, ayant trait à une couche trigémellaire dont il figure les enfants, l'un vivant et à terme avec son placenta propre et deux autres momifiés avec un placenta commun, Portal ne dit pas si des membranes séparaient ou non les deux momifiés.

Mauriceau (5) est plus explicite car il dit : « Les enfants gémeaux ont toujours chacun leurs membranes et leurs eaux particulières et ne sont jamais dans une même enveloppe à moins

---

(1) *E. Röslin.* — Jardin des roses des femmes enceintes et sages-femmes, *Mercurius Scipio.* La commare.

(2) *Ambroise Paré.* — Édit. *Malgaigne,* t. II. De la superfétation.

(3) *Cosme Viardel.* — Observations sur la pratique des accouchements naturels, contre nature et monstrueux, 1671. Liv. I, ch. V.

(4) *Portal.* — La pratique des accouchements, 1685. Obs. LXXX, p. 350.

(5) *F. Mauriceau.* — Traité des maladies des femmes grosses et de celles qui sont accouchées, 7e édit. Aphorisme 176.

qu'ils n'aient leurs corps joints et adhérents, ce qui est rare et monstrueux. »

Deventer (1) figure un cas de grossesse multiple avec cloison mais ne spécifie pas s'il la croit constante ou non.

Levret (2) connaît bien les cas de placenta unique avec cloison composée de deux amnios seulement; mais il nie absolument l'absence de cloison en dehors de la monstruosité double.

Levret dit en parlant de ces cas : « Lorsque les placentas de deux jumeaux paraissent comme réunis en un seul, le chorion est commun aux deux enfants; mais chaque enfant a son amnios particulier qui, par leur adossement mutuel, partage le sac membraneux en deux loges distinctes dans chacune desquelles est contenu un des enfants avec ses eaux particulières. »

Et plus loin :

« En pareille occurrence et lors de l'accouchement, le premier enfant perce lui seul la portion du chorion qui enveloppe le tout, mais il ne déchire pas la cloison; c'est le second enfant qui la perce et qui vient ensuite passer par l'ouverture qu'a faite son aîné au sac qui leur est commun; en sorte que, si on ne prenait garde de près, on croirait que les deux enfants nageaient ensemble dans des eaux communes. »

Et enfin :

« Il est constant que les jumeaux séparés ont toujours leur sac particulier, que lorsque les individus ne sont pas confondus il y a toujours une cloison qui les sépare. »

Smellie (3) figure dans son atlas une planche de grossesse multiple avec cloison.

(1) *Deventer*. — Operationes chirurgicae. 1701.
(2) *Levret*. — Art des accouchements, 1766, ch. V, p. 70-71.
(3) *Smellie* — Atlas, table X.

J.-L. Baudelocque (1), n'acceptait pas non plus les grossesses avec un seul amnios et disait :

« Quoique les jumeaux semblent avoir un placenta commun dans ce dernier cas, ils n'en ont pas moins chacun le leur comme dans celui où les masses sont isolées, éloignées les unes des autres et ils ont de même leurs membranes distinctes, c'est-à dire leur chorion et leur amnios. »

Ce n'est donc qu'assez près de nous, vers la fin de la première moitié de ce siècle, que commence à être acceptée l'existence des grossesses multiples dans lesquelles les deux enfants sont enfermés dans un sac amniotique commun.

A ce propos nous ne pouvons faire mieux que citer Jacquemier (2) qui dit :

« La présence d'un seul chorion et d'une seule poche amniotique pour deux fœtus isolés est sans doute un fait très rare, mais qui est constaté par plusieurs observations authentiques. »

A partir de ce moment, le fait n'est plus contesté par personne et tous les livres d'accouchement mentionnent les cas de grossesse univitelline avec un seul amnios.

Mais si, comme nous venons de le voir, depuis déjà un certain temps, tous les auteurs sont d'accord pour admettre l'existence des délivres de grossesse multiple à un seul amnios, l'explication donnée sur la genèse de cette variété n'a pas toujours été la même.

Nous avons vu que Levret, qui n'admettait pas l'existence de pareils cas, attribuait indistinctement toutes ces observations à des erreurs d'interprétation. Une rupture produite dans la

---

(1) *J.-L. Baudelocque.* — L'art des accouchements, 6ᵉ éd., 1822. Section IV p. 243.

(2) *Jacquemier.* — Manuel d'accouchements, 1846, p. 283.

cloison par le deuxième jumeau, au moment de son expulsion, pouvait d'après lui donner naissance à cette erreur.

L'idée de la déchirure, de l'usure du moins, et de la résorption des feuillets constituant la cloison, existante au début de la gestation, se trouve dans presque tous les auteurs, même parmi les modernes.

Ainsi Tarnier et Chantreuil(1), en parlant de délivres gémellaires sans cloison, disaient :

« Pour expliquer cette disposition on a recours à l'hypothèse de deux germes préexistants dans l'ovule.

Mais l'amnios émanant de l'embryon, on devrait toujours avoir autant d'amnios que de fœtus ; aussi, admet-on que primitivement il existe deux amnios complets et distincts ; puis la cloison intermédiaire formée par les deux feuillets amniotiques adossés se résorberait graduellement et il ne resterait plus à la fin de la grossesse qu'une enveloppe unique pour les jumeaux. »

Il est pourtant difficile d'admettre cette résorbtion qui n'est d'ailleurs qu'un vestige de la théorie de Lémery sur la monstruosité double, conséquence de résorbtion et soudure de certaines parties existant primitivement indépendantes.

Il est plus naturel d'admettre que ces parties ont manqué dès l'origine, qu'elles ne se sont pas développées pour une raison quelconque.

Dareste (2) est de cette opinion et, en parlant de ces cas il dit :

« Dans le plus grand nombre des cas de gémellité univitelline, la cicatricule est unique et par conséquent le blastoderme

_______________

(1) *Tarnier* et *Chantreuil*. — Traité de l'art des accouchements, 1881, p. 551.
(2) *C. Dareste*. — Recherches sur la production artificielle des monstruosités. 2ᵉ édit., 1891, Origine de la monstruosité double et gémellité, p. 469.

est unique. Il n'y a alors qu'une aire transparente. L'aire vasculaire est unique, bien que présentant une complication plus grande que dans les cas où l'embryon est unique. L'amnios est également unique.

Sans doute les plis qui précèdent les capuchons céphaliques et caudaux se constituent isolément autour de chaque embryon en avant et en arrière des extrémités céphaliques et caudales. Mais ils ne tardent pas à se confondre latéralement et à former des capuchons communs pour les deux embryons, capuchons qui s'unissent pour former un sac amniotique unique. »

L'arrêt de développement doit atteindre en particulier les capuchons céphaliques, car ainsi que l'a montré Rauber (1), lorsque deux lignes primitives apparaissent sur le même blastoderme elles convergent par leurs extrémités céphaliques. Alors étant donné le rapprochement plus grand de ces capuchons, on doit naturellement penser que ce sont surtout eux qui se confondent et qui s'arrêtent dans leur développement.

Nous avons pu nous assurer en examinant avec notre maître, M. le docteur Bar, des préparations qu'a bien voulu lui confier M. Dareste, qu'il n'y avait pas seulement dans cette proposition formulée par M. Dareste une vue de l'esprit. C'est ainsi que dans une de ces préparations qui représente deux embryons sur une seule cicatricule n'ayant qu'une seule aire vasculaire, les capuchons amniotiques se dessinent bien au niveau de l'extrémité caudale de chaque embryon, mais ils sont mal formés et en partie fusionés au niveau des extrémités céphaliques (2).

(1) *Rauber*. — Théorie de la radiation, *in Dareste*, p. 464.

(2) Voir la planche représentant deux jumeaux univitellins sur la même cicatricule, et les schémas du développement d'un seul amnios dans la planche n° 1.

## 2° Insertion des cordons.

En examinant les huit cas de grossesses multiples univitellines dont nous avons pu voir les délivres, nous avons
remarqué que l'insertion des cordons était tout à fait dissem-
blable dans les délivres à deux amnios et dans ceux à sac
amniotique unique.

Dans les cas à deux amnios, les cordons étaient insérés toujours très loin l'un de l'autre et assez près des bords du placenta, sur le placenta ou même sur les membranes.

Par contre, dans les deux cas à sac amniotique unique, les
cordons étaient très rapprochés entre eux et s'éloignaient plus
ou moins des bords du placenta (1).

Il est certain que l'on trouve cités dans les auteurs, assez de
cas de délivres à amnios unique dans lesquels les cordons étaient
très rapprochés entre eux, si rapprochés même que dans certains cas ils étaient confondus, soit à leur insertion placentaire seulement, soit même sur une certaine étendue de leur
trajet.

Tarnier et Chantreuil (2) citent un cas observé par Neuman,
dans lequel l'amnios étant unique, les cordons s'inséraient au
milieu du placenta et étaient séparés par la largeur d'un pouce
seulement.

Delore (3) a figuré, dans l'article placenta du dictionnaire de
Dechambre, un exemple dans lequel les cordons sont confondus
au niveau de leur insertion placentaire.

(1) Voir les observations de grossesses multiples univitellines et les planches
n° 2, n° 3 et n° 4.
(2) *Tarnier* et *Chantreuil*. — Traité de l'art des accouchements, t. I, p. 552.
(3) *Delore*. — Dictionnaire encyclop. des sc. médic. Article placenta, t. XX,
p. 497.

Mais aucun auteur, à notre connaissance, ne spécifie s'il existe une différence dans l'insertion des cordons suivant le nombre des cavités amniotiques.

Nous nous sommes demandé si la disposition que nous avons signalée plus haut était constante et nous avons cherché si elle correspondait avec les cas publiés et figurés par Hyrtl (1) et par Schatz (2).

Nous avons cherché, en un mot, si toutes les fois que les placentas présentaient des cordons insérés près des bords ou sur les membranes, le délivre avait eu deux sacs amniotiques, et si au contraire, lorsqu'ils étaient insérés très près l'un de l'autre, le délivre n'avait eu qu'une seule cavité amniotique.

Nous devons dire que les renseignements donnés sur un certain nombre de ces placentas dans les textes de Hyrtl et de Schatz sont contradictoires, ainsi que nous le montrerons avec plus de détails lorsque nous parlerons des communications vasculaires.

Aussi n'avons-nous pu tirer de leur examen aucune conclusion.

Mais si cela était constant, comme nous avons tendance à le croire, l'explication serait très facile à donner.

Nous avons vu plus haut comment s'expliquait l'unité du sac amniotique dans certains cas de gémellité univitelline.

Nous avons vu que l'arrêt de développement avait une grande tendance à siéger, surtout sur les capuchons céphaliques.

Maintenant, si nous nous rappelons que, au fur et à mesure du développement des replis amniotiques, l'embryon s'enfonce

<hr>

(1) *Hyrtl*. — Die Blutgefasse des menschlichen nachgeburt.
(2) *Schatz*. — Die gefasverbindung der placentakreislaufe einciiger Zwillinge. (Arch. f. gynec., 1884. T. XXIV).

vers le centre de la vésicule blastodermique, davantage surtout
du côté du capuchon qui prend le plus d'extension, nous comprendrons comment, lorsque les capuchons céphaliques ne se
développent pas et les capuchons caudaux prennent une extension
exagérée, les embryons s'enfoncent plus par leur extrémité caudale que par leur extrémité céphalique et arrivent à être tournés
l'un vers l'autre, se regardant par leurs faces ventrales.

Et si, en même temps, nous nous rappelons que l'insertion
du cordon ombilical se fait à la surface du chorion en un point
situé vis à-vis de la face ventrale de l'embryon et très près du
point où naît l'allantoïde, nous comprendrons très facilement
comment, lorsque les embryons sont tournés l'un vers l'autre,
se regardant par leurs faces ventrales, l'origine des allantoïdes
étant très voisine l'une de l'autre, l'insertion des cordons se
fait sur le chorion en des régions très voisines.

Il est tout naturel d'admettre que des degrés dans cette
version des embryons sur la vésicule blastodermique, degrés
dus à l'absence complète ou incomplète du développement des
capuchons céphaliques, amènent des degrés dans le rapprochement des cordons au point d'insertion.

C'est ainsi que se trouve expliqué le rapprochement qui nous
paraît constant, les différents degrés de ce rapprochement et la
fusion même des cordons : signe prémonitoire, pour ainsi dire,
d'une fusion plus complète, à savoir la monstruosité double.
C'est de la même manière que pourrait s'expliquer l'éloignement des cordons dans les délivres à double sac amniotique.

Dans ces cas, les capuchons céphaliques prennent leur
extension accoutumée, les embryons s'enfoncent dans la vésicule blastodermique, plus par leur extrémité céphalique que
par leur extrémité caudale, se regardent pour ainsi dire par le
dos et les allantoïdes n'étant plus voisines à leur origine, ne le
seront pas plus à leur insertion placentaire.

Ici encore, comme dans le cas précédent, il existera des degrés dans l'éloignement des cordons, suivant que les capuchons ont pris plus ou moins de développement, suivant que les embryons ont basculé plus ou moins sur leur vésicule blastodermique. Et ainsi se trouverait expliquée embriologiquement la possibilité de fusion des cordons dans les cas d'amnios uniques; et la possibilité, au contraire, de double insertion vélamenteuse dans les cas de double amnios.

### B. Les anastomoses vasculaires dans les placentas de grossesses multiples univitellines.

Quelles que soient les dispositions qui peuvent affecter les annexes du placenta tels que cordons, membranes, celui-ci est unique et ainsi que nous l'avons dit plus haut, on peut sur sa face fœtale voir des vaisseaux partant de cordons différents s'anastomoser entre eux.

Ce sont ces anastomoses que nous voulons étudier, ainsi que nous l'avons dit au début de ce chapitre.

Mais ces communications sont-elles identiquement les mêmes qu'il s'agisse de délivre à une ou à deux cavités amniotiques?

Avant de répondre à cette question, il n'est pas inutile que nous fassions une récapitulation de ce que sont ces communications en général, et quels ont été les avis des différents auteurs qui se sont occupés de cette question.

Anatomiquement, leur existence a été pendant très longtemps contestée par un assez grand nombre d'auteurs.

Si des accoucheurs comme Portal, Amand, De la Motte soupçonnaient ces anastomoses et recommandaient de crainte d'hémorragie de sectionner toujours le cordon du premier jumeau entre deux ligatures, d'autres accoucheurs non moins

célèbres, comme Deventer, Peu, Burton, les contestaient for-
mellement.

Stalpart van der Wiel (1) a signalé le premier des anastomoses
constatées anatomiquement par l'injection de liquides dans les
vaisseaux. Il s'agissait de grossesse trigémellaire.

Levret (2) les connaissait aussi et dans son livre de l'art des
accouchements, en parlant des placentas de jumeaux, disait :

« On dirait au premier coup d'œil qu'il n'y aurait qu'un seul
placenta quoiqu'il y en ait réellement deux, mais dont les
gros vaisseaux se communiquent dans les placentas mêmes. »

Smellie a vu également l'eau d'injection passant des vaisseaux d'un cordon dans les vaisseaux de l'autre.

Pourtant Baudelocque (3) les contestait dans la plupart des
cas et disait : « qu'il n'existe presque aucune communication
entre leurs vaisseaux ».

Velpeau (4) les considérait également comme une anomalie.

Busch (5) disait qu'en trente ans, il n'avait pas vu un seul
cas de communication vasculaire.

Hueter (6), auquel nous empruntons avec Schatz quelques-
unes de ses indications, a donné en 1843 une description assez
complète des communications superficielles.

Jacquemier (7), en 1846, écrivait dans son traité en parlant
de ces anastomoses :

(1) *Stalpart van der Wiel.* — Observ. variarum med. anat. chirur. Lugd.
Bat. 1687.

(2) *Levret.* — L'art des accouchements, 1766, ch. V, p. 70.

(3) *J.-L. Baudelocque.* — L'art des accouchements, 1822, p. 243.

(4) *Velpeau.* — *In Schatz.*

(5) *Busch* — *In Schatz.* Arch. f. gynecol., 1884. B. 24.

(6) *Hueter.* — Der einfache Muterkuchen der Zwillinge, 1845.

(7) *Jacquemier.* — Manuel d'accouchements, 1846. (De l'œuf dans les grossesses
multiples).

« Elles ont cela de remarquable que ce n'est pas entre les extrémités capillaires qu'elles ont lieu, mais entre de grosses branches de la surface fœtale des placentas... Ces anastomoses ne sont pas extrêmement rares, elles ne portent ordinairement que sur deux, ou un petit nombre de branches.

La communication d'un ordre de vaisseaux n'entraîne pas celle d'un autre, le plus ordinairement elle existe seulement entre deux branches veineuses »

Späth (1), un peu plus tard montra que sur trente et une grossesses à un seul œuf, vingt fois il existait des communications.

Malgré cela les accoucheurs en général continuèrent à regarder les communications vasculaires comme des raretés, lorsque Hyrtl (2) affirma l'existence constante des communications vasculaires dans les grossesses multiples univitellines à une seule cavité amniotique.

Hyrtl se servit le premier pour la démonstration de ces communications d'injections de masses colorées dans l'intérieur des vaisseaux.

Il divisa les communications suivant leur siège en :

1° Superficielles ;

2° Profondes.

1° Les communications superficielles se faisant à la surface du placenta au-dessus du chorion basal et se divisant elles-mêmes en deux groupes :

α. Artérielles, c'est-à-dire se faisant d'artère à artère.

ϐ. Veineuses, c'est-à-dire de veine à veine.

---

(1) *Späth*. — Studien über Zwillinge, résumé *in Schatz*. Arch. f. g. B. 24.
(2) *Hyrtl*. — Die Blutgefässe der menschlichen nachgeburt.

En un mot les communications superficielles se font toujours entre vaisseaux de même nom.

2° Les communications profondes, c'est-à-dire se faisant au-des-
sous du chorion basal, devaient être elles-mêmes divisées
d'après Hyrtl en deux groupes.

*α*. Les communications se faisant entre des branches volumineuses et de même nom, artère à artère ou veine à veine,
analogues par conséquent aux anastomoses superficielles, mais
recouvertes par le chorion basal et par conséquent invisible à
la simple inspection extérieure.

*β*. Les communications profondes se faisant entre de petites
branches capillaires, au niveau des villosités, entre artère et
veine et qui, étaient très rares.

Telles étaient les conclusions du travail de Hyrtl.

Après lui, Schatz, utilisant une série de pièces lui appartenant
et quelques-unes des pièces laissées par Hyrtl, fit une étude
très complète des communications vasculaires entre les deux
circulations des placentas univitellins, sur leur développement
et leurs conséquences.

Avant de donner les résultats de nos recherches à ce sujet il
est utile que nous énoncions avec précision quelles sont les
conclusions formulées par Schatz.

Il est un premier point qu'il mit tout d'abord en lumière :

Pas de cas de placenta univitellin sans communication vasculaire.

Ensuite, de même que l'avait fait Hyrtl, il divisa ces communications en : superficielles et profondes.

*a*. Les *communications superficielles* d'après Schatz sont
très fréquentes mais non pas constantes.

Sur vingt-six cas de placentas univitellins Schatz les a vu manquer une seule fois.

Du reste autant par suite de leur volume, par la facilité avec laquelle on peut les étudier que par leur fréquence, ces communications, avaient été vues par un très grand nombre d'auteurs, par tous ceux qui avaient cherché leur existence à l'aide d'injections d'air ou de liquide.

Ces communications, ainsi que Hyrtl, l'avait observé, se font toujours entre des branches de même nom, c'est-à-dire artère à artère et veine à veine. Les communications entre artères sont les plus fréquentes.

Elles existent le plus souvent à l'exclusion de toute autre communication superficielle. Une seule anastomose est la règle, 15 fois sur 24 cas. La multiplicité de ces anastomoses est une rare exception. Les communications de veine à veine, à l'exclusion de toute autre anastomose, sont plus rares : une fois sur 24.

Mais relativement, assez souvent (7 fois sur 24 cas), il existait à la fois une communication de veine à veine et une d'artère à artère.

*b. Les communications profondes.* — Schatz décrit les communications profondes de la manière suivante : Certains cotylédons placentaires reçoivent des vaisseaux artériels et veineux venant des deux fœtus, si bien qu'au niveau des villosités on verrait le sang venant d'une artère, appartenant au fœtus A par exemple, passer dans une veine appartenant au fœtus B ou d'une artère appartenant au fœtus B passant dans une veine appartenant au fœtus A. Ainsi se trouverait constituée une troisième circulation.

Les deux premières circulations constituées par deux cercles ayant leur origine et leur terminaison au même cœur.

La troisième circulation au contraire formant un cercle constitué de deux moitiés, la première moitié allant du cœur gauche du fœtus A au cœur droit du fœtus B, la deuxième du cœur gauche du fœtus B au cœur droit du fœtus A. Elle aboutirait par conséquent aux deux cœurs à la fois.

Ces communications intra-villeuses sont constantes et très nombreuses, varie de 1 à 20.

Leur existence est facile à reconnaître par la seule inspection extérieure du placenta ; car toutes les fois que l'on aperçoit une artère et une veine s'enfonçant brusquement sous le chorion basal et dans le voisinage immédiat l'une de l'autre, on peut être certain que ces branches vasculaires se rencontrent dans le même cotylédon. De plus, en examinant le calibre des vaisseaux au moment où ils s'enfoncent sous le chorion, on peut avoir une notion exacte de l'importance des communications profondes.

En dehors de ces communications profondes capillaires et se faisant de veine à artère, Schatz n'en admet pas d'autres.

Nous avons vu que Hyrtl admettait des communications sous le chorion basal se faisant entre des branches de moyen calibre d'artère à artère et de veine à veine.

Schatz rejette absolument l'existence de ces communications et attribue à des erreurs de technique les cas qui sembleraient probants dans les planches et les pièces de Hyrtl.

Après avoir étudié la nature de ces communications Schatz, a étudié leur développement.

Les conclusions que cet auteur donne à ce propos sont les suivantes :

Au début, toutes les anastomoses de même que tous les vaisseaux sont capillaires et se trouvent à la surface du chorion.

Dans la suite du développement ces anastomoses subissent un sort différent suivant qu'il s'agit d'anastomoses entre vaisseaux du même nom ou de nom différent. Dans le premier cas, qu'il s'agisse d'artère à artère ou de veine à veine, le calibre du vaisseau augmente, il devient sus-capillaire et reste superficiel.

Au contraire, lorsque l'anastomose se fait entre vaisseaux de noms différents, artère à veine, elle reste toujours capillaire, s'enfonce dans l'intérieur d'une villosité choriale, quand elle en trouve une libre, et devient profonde, se comportant ainsi de la même manière que se comportent les anastomoses de ce genre existant entre les vaisseaux d'une même circulation.

Celles de ces anastomoses qui n'ayant pas trouvé de villosité libre restent superficielles et capillaires, se flétrissent, disparaissent ou persistent pendant quelque temps sous le nom de vaisseau de Jungbluth.

Telles sont en résumé les conclusions qui se dégagent des recherches de Schatz sur la nature et sur le développement des communications vasculaires dans les grossesses multiples univitellines.

Nous allons exposer plus loin les conséquences qu'auraient d'après cet auteur ces anastomoses.

Mais avant d'aborder ce sujet nous tâcherons d'exposer ce qui nous a paru résulter des recherches que nous avons entreprises à ce sujet sous l'inspiration de M. le docteur Bar, recherches poursuivies à la maternité de l'hôpital Saint-Louis et à la clinique d'accouchement de la rue d'Assas.

Le nombre des placentas univitellins que nous avons pu examiner est assez restreint, huit cas en tout, dont six nous appartenant et deux que nous devons à l'obligeance de M. le docteur Budin.

Dans tous ces cas, des communications vasculaires très nettes existaient entre les deux circulations.

Ces communications étaient *superficielles* et *profondes.*

*α. Les communications superficielles.* — Se faisant à la surface du placenta ainsi que les ont décrites, depuis Levret jusqu'à Schatz, tous les auteurs qui se sont occupés de la question, n'ont manqué dans aucun de ces huit cas.

Les branches vasculaires communiquantes étant toujours du même nom, artère à artère et veine à veine.

Les communications d'artère à artère existaient dans tous les cas, mais leur volume et leur manière d'être ont été différentes, suivant qu'il s'est agi de délivre à deux cavités amniotiques ou à une seule.

Lorsque le délivre possédait deux cavités amniotiques, la communication a toujours été constituée par l'innosculation de deux branches très grêles (deux millimètres en moyenne) et qui se réunissaient généralement après un très long parcours (1). Au contraire, dans les délivres à un seul amnios, le calibre des branches artérielles constituant l'anastomose était très considérable. Dans les deux cas que nous possédons, le diamètre de ces branches a été de un centimètre et de un centimètre et demi.

Il semble qu'il existe un rapport très net entre le calibre des anastomoses et la disposition des cordons dans les grossesses multiples univitellines à un ou deux amnios.

Quand les cordons sont rapprochés comme dans le cas de grossesse à un seul amnios, l'anastomose sera considérable (2); il n'en sera plus de même quand les cordons auront une insertion éloignée l'une de l'autre, ainsi que cela se produit dans les grossesses à deux amnios.

Les communications superficielles de veine à veine ne se sont jamais trouvées seules. Dans les deux cas que nous possédons, elles accompagnaient des communications artérielles.

(1) Voir la planche n° 2.
(2) Voir les planches n° 1, n° 4, n° 5.

En outre, ces deux faits de communications superficielles doubles, artère à artère et veine à veine, se sont rencontrées dans les deux cas d'amnios unique.

Avant de tirer aucune conclusion de cette coïncidence, nous avons cherché si dans les figures de l'atlas de Schatz, la même coïncidence existait.

Mais de cet examen nous n'avons pu tirer aucun renseignement certain. Car, ainsi qu'on peut le voir dans l'analyse que nous donnons en note, il est de ces placentas qui justifient notre manière de voir, accompagnés qu'ils sont de renseignements complets, d'autres, par suite de renseignements insuffisants ou contradictoires, ne peuvent servir à aucun éclaircissement. Pour un certain nombre enfin, l'examen de la pièce serait nécessaire, l'image ne suffisant pas à faire juger de l'existence des anastomoses.

*Note.* — Nous pouvons classer les placentas décrits et figurés par Schatz en trois catégories :

1° Ceux où il y a des renseignements certains ;

2° Ceux qui manquent de renseignements ;

3° Ceux où les renseignements sont contradictoires.

1° Dans ce premier groupe se placent les placenta $A^1$ B $B^3$ $B^5$ $B^6$ $B^{10}$ $C^1$ $D^1$.

Le placenta $A^1$ présente deux amnios. L'un des cordons est inséré sur les membranes et ne présente pas de communication vasculaire superficielle.

La placenta B (appartenant à Hyrtl) présente deux amnios. Les insertions des cordons sont : l'une vélamenteuse, l'autre marginale, et il existe une communication superficielle artérielle unique.

Le placenta $B^3$. 2 amnios. Les cordons s'insérant l'un sur les membranes, l'autre sur le bord du placenta. Communication artérielle unique.

Le placenta $B^5$ (appartenant à Hyrtl). 2 amnios. Les cordons insérés au milieu du placenta et à très peu de distance l'un de l'autre.

Le placenta $B^6$ (Hyrtl). Cavité amniotique unique. Cordons

Si donc, une coïncidence existait entre ces cas comme nous avons tendance à le croire, elle ne pourrait être confirmée ou infirmée que par l'examen d'autres pièces, ce que le temps ne nous a pas permis de faire.

β *Communications profondes.* — Avant d'étudier les communications profondes intravilleuses, disons un mot des communications sous-choriales entre des branches plus ou moins

insérés au centre du placenta. Communication artérielle et peut-être veineuse, demi-profonde.

Le placenta. B$^{10}$. 2 amnios. Cordons à insertions vélamenteuse et marginale. Communication artérielle superficielle.

Le placenta C'. 2 amnios. Cordons insérés sur les bords, presque sur les membranes. Communication superficielle veineuse unique.

Le placenta D' présente 2 amnios. Les cordons à insertion marginale, presque vélamenteuse. Présente une anastomose superficielle d'artère à artère et une anastomose de veine à veine.

Mais cette dernière sur la figure n'est pas nette, car une branche artérielle recouvre les vaisseaux veineux et s'enfonce sous le chorion. Il semblerait plus naturel de croire, d'après le dessin, que ces deux branches s'enfoncent aussi sous le chorion, derrière cette artère En tout cas, on ne saurait rien conclure sans avoir examiné la pièce elle-même.

De ces huit placentas, en ce qui regarde l'insertion des cordons, par rapport au nombre des amnios, sept concordent avec les faits que nous avons examinés nous-même. Un seul leur est contraire, c'est le placenta B². Mais ce placenta vient de la collection de Hyrtl et, ainsi que nous le verrons plusloin, des erreurs se sont glissées, comme l'a montré Schatz, dans les renseignements donnés par Hyrtl sur les placentas qu'il a décrits.

Enfin, un de ces placentas est en contradiction avec nos faits, relativement aux anastomoses superficielles et à leur rapport avec le nombre des cavités amniotiques.

Mais, ainsi que nous l'avons dit, l'anastomose veineuse n'est pas probante sur le dessin, d'autant plus qu'aucune branche veineuse ne s'enfonce dans le chorion en même temps que la branche arté-

volumineuses, d'artère à artère ou de veine à veine à la manière acceptée par Hyrtl.

Ces communications nous semblent avoir toujours été dues à des erreurs d'interprétation.

Nous-mêmes, dans un cas, nous étions près de conclure à

rielle. Il semblerait donc *a priori* plus naturel d'admettre que ces deux branches s'enfoncent en même temps que l'artère et vont constituer des anastomoses profondes intravilleuses.

Nous savons pourtant très bien que cela serait contraire aux idées de Schatz, qui n'admet pas que les communications profondes puissent se faire entre une artère et deux veines, dont chacune appartiendrait à.l'un des fœtus.

2° Dans les placentas, sans renseignements suffisants, se placent les placentas figurés dans les n$^{os}$ B$^7$ B$^9$ B$^{11}$ B$^{14}$ B$^{15}$ D$^3$ D$^4$ D$^8$. Ces placentas présentent :

Le placenta B$^7$. Cordons insérés excentriquement. Communication superficielle artérielle unique. Peut-être communication demi-profonde veineuse. Pas de renseignement sur le nombre des amnios.

Le placenta B$^9$. Cordons à insertion vélamenteuse et marginale. Communication artérielle superficielle. Pas de renseignement sur le nombre des amnios.

Le placenta B$^{12}$. Cordons insérés marginalement et vélamenteusement. Communication artérielle unique. Pas de renseignement sur le nombre des amnios.

Le placenta B$^{14}$. Trigémellaire ; deux jumeaux univitellins. Dans ce dernier œuf, les cordons sont insérés vélamenteusement. Il existe une communication artérielle superficielle, mais le nombre des amnios est inconnu.

B$^{13}$ Cordons insérés marginalement. Communication superficielle artérielle unique. Nombre des amnios inconnu.

D$^3$ Insertion vélamenteuse des deux cordons. Pas de renseignement sur le nombre des amnios.

Communication artérielle superficielle notée déjà par Hyrtl.

La communication veineuse superficielle Schatz l'établit par le raisonnement suivant :

Lorsque en un même endroit plongent sous le chorion deux

l'existence d'une communication sous-choriale d'artère à
artère, car les deux branches artérielles, après avoir cheminé
à la surface du chorion sur une certaine étendue, disparaissaient sous ce chorion basal dans un espace de cinq millimètres et reparaissaient ensuite à découvert sur un centimètre
environ.

C'est dans cet espace libre que le mélange des masses colorantes injectées avait lieu, démontrant ainsi la communication
qui existait entre ces branches.


veines appartenant à chacun des deux fœtus et une artère, ces
deux veines et cette artère ne viennent pas du même cotylédon et
ne constituent pas une anastomose profonde, mais les deux veines
doivent s'anastomoser entre elles superficiellement.

D⁴ Les deux cordons insérés très près l'un de l'autre. Deux com
munications superficielles, artère à artère et veine à veine, très
nettes et volumineuses, mais pas de renseignement sur le nombre
des cavités amniotiques.

D⁸ Cordons à insertion centrale et marginale. Communication
superficielle, artérielle et veineuse. Pas de renseignement sur le
nombre des amnios.

De ces huit placentas nous ne pouvons tirer aucun renseignement sur la manière dont se fait l'insertion des cordons suivant le
nombre des cavités amniotiques.

Quant à la manière dont se font les communications vasculaires
nous voyons que dans les placentas D³, Hyrtl n'avait pas vu la
communication veineuse superficielle et que Schatz ne la démontre
que par un raisonnement qui est très rapproché de celui que nous
avons vu au sujet du placenta D⁴ dans le groupe précédent.

3° Groupe des placentas avec renseignements contradictoires,
sous les numéros B⁸ B¹³ D².

Le placenta B⁸ qui appartient à Hyrtl. Trigémellaire, il présente
les cordons insérés, l'un sur les membranes, les deux autres sur le
bord.

Une communication artérielle superficielle entre deux artères de
fœtus 1 et fœtus 2.

Hyrtl le donne comme cavité amniotique unique mais il est très

Mais un examen approfondi nous a démontré que l'artère anastomotique ne quittait le chorion en aucun point et que l'enfoncement se faisait dans une espèce de cul-de-sac formé par le chorion et dont les parois étaient accolées.

Ceci dit, à l'égard des communications profondes de Hyrtl, examinons les communications profondes intravilleuses d'artère à veine et de veine à artère.

probable, dit Schatz, qu'il l'a confondu avec un autre cas, car à propos de ce placenta, des contradictions existent entre le catalogue de Wurtzbourg et le texte de Hyrtl

Ainsi par exemple :

| Hyrtl dit : 3 filles vivantes. | Le catalogue dit : 2 filles et 1 garçon. |
|---|---|
| Les trois territoires veineux réunis par de nombreuses anastomoses profondes et superficielles. | Les trois territoires veineux indépendants. |
| Deux anastomoses artérielles entre les artères des 2° et 3° fœtus. | Aucune anastomose entre les artères des 2° et 3° fœtus, etc. |
| | Etc. |

Le placenta B[13] présente deux cordons insérés sur les bords de la masse placentaire.

Ce placenta, dit Hyrtl, a appartenu à un monstre double thoracopage, par conséquent possédant une seule cavité amniotique, mais si l'on réfléchit que le thoracopage de Forster, le sternopage de Is. Geoffroy Saint Hilaire est un monstre double monomphalien, on ne comprend pas comment celui-ci a pu posséder deux cordons ombilicaux.

Par conséquent il doit y avoir erreur sur l'origine de ce placenta.

Enfin dans le placenta D[2], Schatz relève encore des contradictions entre Hyrtl et le musée de Wurtzbourg, de sorte que ce placenta ne peut non plus entrer en ligne de compte.

Donc, de cette analyse, nous ne pouvons rien conclure, sinon que de nouveaux faits sont nécessaires pour confirmer ou infirmer qui conclusions les semblent se dégager de nos recherches.

Ces anastomoses ont été fréquentes mais non pas constantes, car dans un cas de délivre univitellin à une seule cavité amniotique, elles manquaient totalement.

Dans un autre cas, également à une seule cavité amniotique, leur existence ne pouvait pas être démontrée, car l'un des fœtus étant mort et momifié, l'autre fœtus, par les larges communications superficielles existantes, avait accaparé tout le territoire vasculaire du premier.

Dans les autres six cas, ces communications profondes étaient très nombresues et de calibre très variable.

Leur nombre a varié de huit à quinze, ainsi qu'on peut le voir en se rapportant aux observations.

Sur ces six cas nous avons trouvé deux fois, onze branches artérielles concourant à la formation de la troisième circulation; une fois huit, une fois neuf et une fois quinze.

Leur calibre lui aussi a beaucoup varié, mais, en général, les branches, au moment où elles disparaissaient sous le chorion, avaient un volume minime, la plupart étaient filiformes. Quelques-unes pourtant atteignaient des dimensions importantes.

Une fois, la branche artérielle mesurait trois millimètres; une autre, elle dépassait deux millimètres; deux fois, elle mesurait deux millimètres; trois autres fois $0^m0015$ et une dernière fois enfin un millimètre.

La disposition qu'affectaient ces anastomoses était généralement la suivante : Les cotylédons appartenant à la troisième circulation formaient une ligne plus au moins sinueuse qui séparait les deux territoires propres à l'un et à l'autre des deux fœtus.

Si maintenant nous voulions résumer en quelques mots les résultats de nos recherches nous dirions que :

Il y a deux ordrés de communications vasculaires : A superficielles et B profondes.

A. — Les *superficielles* presque constantes se divisent suivant le nombre dé cavités amniotiques en :

α. Dans le cas de deux cavités amniotiques simples, communications uniques, artère à artère ou veine à veine, généralement
de petit calibre.

ε. Dans les cas de cavité amniotique unique, communications
doubles, artère à artère et veine à veine, généralement de
calibre plus ou moins grand.

B. — *Les profondes* ne comprennent qu'une seule catégorie :

Les sous-choriales, sus-capillaires, artère à artère ou veine
à veine, ne sont dues qu'à des erreurs d'interprétation.

Les intravilleuses capillaires d'artère à veine et de veine à
artère, fréquentes et non constantes, constituent les seules
communications profondes.

Quant à la genèse et au développement de ces communications, nous n'avons fait aucune recherche à ce sujet et ne
dirons rien qui confirme ou infirme les propositions de Schatz.

CHAPITRE III

---

### Les enfants dans les grossesses multiples.

---

Si de l'étude des caractères différentiels des arrière-faix
dans les grossesses multiples, uni ou bivitellines, nous passons
à l'étude des caractères que présentent les enfants, nous ne
laisserons pas de faire quelques remarques intéressantes.

Qu'ils naissent de l'une ou de l'autre de ces variétés, les
enfants n'en sont pas moins qualifiés de jumeaux; et cette
confusion n'existe pas seulement dans le langage populaire,
mais aussi dans le langage scientifique.

Pourtant, à cet égard, il ne serait pas inutile de rappeler que
déjà anciennement certains auteurs faisaient cette différence.
Ambroise Paré (1) en particulier, distinguait les enfants des
grossesses multiples en « gémeaux » et « non gémeaux issus
de superfétation ».

Ambroise Paré disait :

« Tous ceux conçus par superfétation sont enveloppés cha-

---

(1 *Ambroise Paré.* — Œuvres complètes. De la superfétation.

cun de leur arrière-faix, tellement qu'il y a autant d'arrière-
faix que d'enfants au contraire des enfants gémeaux. » Ou
bien : « Comme il est aisé de voir les deux ou trois ou plus ou
moins de fœtus enveloppés de divers arrière-faix, c'est-à-dire
non gémeaux, etc. »

Peut-être, serait-il préférable, que scientifiquement on
revint aux mêmes distinctions et que l'on rejettât l'emploi du
nom de jumeaux toutes les fois qu'il ne s'agit pas d'une grossesse univitelline.

Car ainsi que nous l'avions dit au début, l'origine de ces
grossesses étant très différente, leur nature étant dissem-
blable, les enfants ne devraient pas être confondus sous un
même nom.

Mais cette question de nomenclature mise à part, les jumeaux
et non jumeaux, frères issus de grossesses multiples univitelline ou bivitelline se distinguent par bien des caractères :

1° Par la façon dont se groupent les combinaisons sexuelles;

2° Par les conditions physiologiques qui président au développement de ces enfants, d'où la fréquence de certaines affec-
tions de l'œuf dans l'un des groupes, et les relations qui existent entre certaines formes de monstruosités et l'une de ces
variétés de grossesse.

## 1°. Groupement des sexes dans les grossesses multiples.

### A. Grossesse multiple bivitelline.

Nous avons dit au début de cette étude que la grossesse multiple bivitelline a sa source dans le développement simultané

de deux ovules pondus à des intervalles plus ou moins rapprochés ou simultanément.

Chacun de ces ovules accolés ou séparés donnera naissance à un embryon qui évoluera vers le sexe mâle ou vers le sexe femelle, suivant en cela les lois qui régissent l'ordonnance des sexes dans les grossesses simples.

Or l'ordre dans lequel sont pondus les ovules à destination mâle ou femelle n'est pas régulier. Les deux ovules pondus simultanément peuvent être tous deux à destination mâle ou à destination femelle, ou bien l'un à destination mâle, l'autre à destination femelle.

Il sera donc possible que l'on rencontre en même temps des enfants du même sexe ou des enfants de sexes différents.

En effet dans cette variété de grossesse multiple les combinaisons des sexes doivent se faire suivant l'un des trois types suivants :

Deux garçons.

Deux filles.

Un garçon et une fille.

Nous savons que dans les grossesses simples le nombre des filles et celui des garçons sont sensiblement égaux, cent filles pour cent six garçons.

Cela étant donné, si nous considérons, ainsi que l'a fait Bertillon, les ovules à destination mâle ou femelle comme des billes blanches ou noires, leur nombre étant sensiblement égal dans les sorties simples, dans les sorties par couples de deux, les ovules, devront suivre dans leurs combinaisons les mêmes lois que la sortie par couple des billes noires et blanches contenues dans une urne. Or l'expérience montre que le tirage maintes fois répété dans ces conditions de 200 billes, dont 100 noires et 100 blanches, amène en moyenne, sur un nombre de séries suffisamment grand, les combinaisons suivantes :

E.                                                                                      7

25 fois, deux noires.

25 fois, deux blanches.

50 fois, une noire et blanche.

S'agit-il des ovules, l'urne étant l'ovaire et les billes noires ou blanches, les ovules à destination filles ou garçons, les combinaisons suivantes se présenteront :

25 fois, deux filles.

25 fois, deux garçons.

50 fois, un garçon et une fille.

Dans la statistique de Bertillon le résultat ne concorde pas avec le raisonnement et au lieu de la proportion que nous venons d'énoncer, c'est-à-dire de 50 couples de même sexe pour 50 de sexe différent, il y a 65 de même sexe pour 35 de sexe différent. Mais la statistique de Bertillon comporte tous les cas de grossesse multiple.

Si nous avons soin de séparer les bivitellines et de les compter à part, le résultat est tout autre. Ainsi, en comptant les cas que nous avons pu recueillir depuis le 1er janvier 1885 jusqu'en juin 1885 à la Maternité de Saint-Louis, et de juin 1885 à mars 1896 à la clinique de la rue d'Assas, nous arrivons au chiffre de 16 grossesses bivitellines.

Sur ces 16 cas, huit fois nous avons eu des couples à enfants de sexes différents et huit fois des couples à enfants de même sexe, et sur ces huit derniers cas, quatre fois les enfants étaient du sexe mâle et quatre fois du sexe féminin.

Nous savons très bien que le chiffre est trop petit pour que l'on puisse tirer des conclusions fermes et que sans doute le sort nous a singulièrement favorisés puisque les combinaisons que nous avons observées sont strictement conformes à celles que le calcul nous montre devoir exister quand on opère sur un très grand nombre de faits.

Mais il nous a semblé que dans ce chiffre de grossesses

multiples réunies par le hasard dans deux services différents et dans un temps donné, il y avait peut-être une assez grande part de vérité pour qu'on ne puisse pas le passer sous silence.

Donc, si ce chiffre qui correspond d'ailleurs exactement au chiffre théorique est vrai, nous voyons une preuve de plus que la grossesse multiple bivitelline ne s'éloigne nullement de la grossesse simple qu'elle représente en somme deux grossesses simples qui, au lieu de survenir à un intervalle de dix mois l'une de l'autre, sont arrivées simultanément.

### B. Grossesse multiple univitelline.

8i, dans le groupe précédent, nous avons pu rencontrer trois combinaisons différentes pour la formation des couples, dans la grossesse multiple univitelline, deux seuls modes peuvent se présenter, car ici les enfants sont toujours du même sexe.

L'embryologie nous a montré tout ce que cette grossesse avait de pathologique, de monstrueux dans son origine. Un seul ovule donnera naissance à deux embryons, chaque moitié de cette ovule évoluera suivant le type qu'aurait suivi l'ovule entier. Si l'ovule était à destination mâle, il y aura deux garçons ; s'il était à destination femelle, il y aura deux filles. Donc, ainsi que nous le disions, couples constitués par des enfants de même sexe. Ceci est une loi et il n'existe pas un seul fait qui lui soit contraire.

Cette unisexualité constante des jumeaux univitellins semble avoir été connue par certains auteurs anciens.

Cosme Viardel (1) la mentionne en ce qui regarde les jumeaux avec un seul sac amniotique et l'explication qu'il en

_______________

(1) *Cosme Viardel.* — Observations sur la pratique des accouchements, l. l, ch. V, p. 32.

donne est si curieuse que nous ne pouvons nous empêcher de la reproduire.

« Il faut remarquer, écrit Cosme Viardel, que si une femme accouche de deux jumeaux qui soient d'un même sexe, il n'y doit y avoir qu'un arrière-faix, car ils sont enfermés tous deux dans le même délivre, en sorte néanmoins que chacun a ses vaisseaux umbilicaux à part, mais s'ils sont de divers sexes, c'est-à-dire mâle et femelle, ils seront séparés par diverses membranes et auront chacun son délivre à part, ce qui semble avoir été fait par une providence admirable de la nature, laquelle semble vouloir inspirer aux hommes, dès les premiers moments de leur conformation, des lois et des règles pour la chasteté » (1).

Donc une première différence entre les deux genres de grossesses multiples existe du fait de couples d'enfants du même sexe dans la grossesse univitelline et couples d'enfants de même sexe ou de sexes différent dans la grossesse bivitelline.

---

(1) Nous avons vu plus haut dans une statistique des grossesses multiples en général que pour 100 cas, il y a 65 couples d'enfants de même sexe et 35 couples d'enfants de sexes différents.

Nous avons vu que la grossesse multiple bivitelline prise à part devait donner et donne en réalité une moitié des couples d'enfants de sexes différents et l'autre moitié des couples d'enfants de même sexe. L'écart de ces deux statistiques doit venir de l'adjonction des grossesses multiples univitellines dans la première de ces statistiques. Et en vérité notre très petite statistique est encore à cet égard en rapport avec le raisonnement, ainsi sur 24 cas de grossesses multiples que nous avons observés, 16 avons-nous dit étaient bivitellines et huit univitellines ; or ces huit cas de grossesses univitellines et par conséquent de couples d'enfants de même sexe, ajoutés aux huit cas de couples d'enfants de même sexe bivitellins nous donne 16 cas de couples d'enfants de même sexe sur 24 grossesses multiples, c'est-à-dire les 2/3 du nombre total, proportion représentée aussi par Bertillon dans sa statistique.

## 2° Différence dans l'aspect que présentent les enfants

Une autre différence due à l'aspect général et à la ressemblance qui existe entre les enfants d'un même couple provenant de l'une ou l'autre des deux variétés de grossesse multiple vient s'ajouter à la précédente.

### A. Grossesses multiples bivitellines.

Dans cette variété de grossesse, les enfants ont de la ressemblance entre eux, ainsi que des frères issus de grossesses successives. Mais jamais ils n'arrivent à une ressemblance aussi parfaite que celle qu'ils atteignent dans le groupe suivant.

### B. Grossesses multiples univitellines.

C'est dans cette variété de grossesse que se rencontrent les ressemblances si étranges, non seulement au physique, mais aussi au moral, que présentent certains jumeaux, ressemblances qui ont fait toujours un sujet d'étonnement pour ceux qui les ont remarquées.

Mais si, dans certains cas, les jumeaux peuvent arriver à une ressemblance si parfaite, il en est d'autres, qu'ils soient d'origine uni ou bivitelline, où ils présentent des différences colossales.

Ces différences portent naturellement sur toutes les parties de leur organisme et certainement sont très profondes mais ne se révèlent, en général à notre examen, que par la constatation grossière des poids respectifs des deux enfants.

En général, ces différences de poids ne sont pas rarés Von Siebold, à la maternité de Göttingue, a relevé entre 1792 et 1859, 89 accouchements gémellaires. Sur ce nombre, 28 couples présentaient entre les deux facteurs, une différence de une à deux livres.

Ces différences se rencontrent dans les deux variétés de grossesses multiples, mais leur origine n'est pas la même dans l'un et dans l'autre cas.

## Causes des différences de poids présentées par les enfants.

### A. Dans les grossesses bivitellines.

Autrefois, lorsque deux fœtus enveloppés de membranes spéciales, présentaient des différences de poids considérables, on les attribuait à la superfétation et on faisait ainsi un argument en faveur de celle-ci.

Aujourd'hui que la superfétation, dans l'acception ancienne du mot, n'est plus admise, on peut expliquer ces différences d'une toute autre manière, en en cherchant la cause dans des lésions organiques individuelles qui auraient entravé le développement de l'un des enfants.

Dans un cas que nous avons observé à la clinique de la rue d'Assas et dans lequel la différence de poids entre les deux enfants était de 550 grammes (l'un pesant 1100 et l'autre 550) des hémorragies rétroplacentaires répétées avaient diminué le champ nutritif du deuxième fœtus, l'avaient empêché de se développer normalement et avaient fini par provoquer l'accouchement prématuré.

Dans un autre cas, dont nous parlerons plus loin, si la dif-

férence de poids n'existait pas, elle aurait pu se produire, car
l'un des enfants mort quelques jours après présentait, tant
macroscopiquement que microscopiquement un foie atteint de
syphilis héréditaire, tandis que l'autre enfant vivant paraissait
très sain.

Tels paraissent être les cas dans lesquels les couples bivitellins présentent des différences de poids considérables et telle
paraît devoir être en général l'explication de ces différences.

Si, de par leur présence simultanée dans la cavité utérine,
des fœtus se gênent mutuellement dans leur développement,
cette entrave n'est souvent que secondaire et elle n'amène
pas de différence trop considérable entre eux car elle est
réciproque.

**B. Causes d' s différences de poids présentées par les enfants dans les
grossesses univitellines.**

Dans les couples univitellins les différences de poids que l'on
rencontre sont, de l'avis de la plupart des auteurs, accompagnées
de diverses altérations de l'enfant le plus volumineux. Ces
altérations sont : un état œdémateux de l'enfant, l'hypertrophie de son cœur, l'altération de son foie, l'épanchement de
liquide dans ses cavités séreuses, et enfin une augmentation du
liquide amniotique.

Quelle que soit l'explication donnée pour justifier ces
altérations, une corrélation constante semble être établie entre
elles.

Aussi, nous donnerons l'analyse des différentes théories qui
cherchent à l'expliquer dans le paragraphe qui aura trait aux
altérations de l'œuf.

Mais avant d'en arriver là, il faut que nous signalions la

fréquence très grande de la mort de l'un des fœtus dans les grossesses multiples univitellines.

La proportion dans laquelle on trouve des enfants morts et macérés dans les grossesses univitellines est trois fois plus grande que dans les grossesses bivitellines.

Nous-même, sur huit cas de gémellité, univitelline nous l'avons rencontrée deux fois et dans un de ces deux cas les deux enfants étaient morts. Tandis que dans les grossesses multiples bivitellines que nous avons observées nous ne l'avons rencontré qu'une seule fois.

### 3° Les altérations des œufs dans les grossesses multiples.

L'altération la plus tangible qui se rencontre est celle constituée par l'hydramnios. La polyhydramnie de l'une des cavités est un accident très fréquent dans les grossesses multiples en général.

D'après la statistique dressée par M. le docteur Bar, sur cent cas d'hydramnios, dans 10 0/0 de ces cas on trouverait une grossesse multiple.

Mais sa fréquence n'est pas la même suivant que l'on considère la variété bivitelline ou univitelline.

#### A. Bivitelline.

Dans ce groupe, l'hydramnios de l'un des œufs, de même que les troubles survenant dans le développement des fœtus est absolument individuel et peut tenir à l'une des nombreuses causes susceptibles de produire l'excès de liquide dans la cavité amniotique d'un œuf simple.

Dans un cas de grossesse multiple bivitelline avec hydramnios de l'une des cavités, nous avons trouvé un enfant atteint de syphilis héréditaire avec lésions profondes du foie.

### B. Univitelline.

Dans cette variété de grossesse multiple, l'hydramnios quoique assez rare est peut-être un peu plus fréquent que dans l'autre. Mais les cas publiés sont encore assez rares car Kustner, jusqu'en 1883, ne connaissait que six cas dont deux personnels.

De plus, ainsi que nous l'avons dit plus l aut, dans ces cas l'hydramnios s'accompagne d'une altération générale et profonde du fœtus qui occupe la cavité amniotique atteinte de polyhydramnie. Cette coïncidence a été signalée pour la première fois, paraît-il, par Huéter, mais ce sont surtout Nieberding et Sallinger qui en ont donné des descriptions complètes.

Dans les cas relatés par ces deux auteurs, à côté de la cavité amniotique, atteinte de polyhydramnie et contenant un fœtus œdémateux, se trouvait une cavité atteinte d'oligohydramnie contenant un enfant maigre et souffreteux.

Ces auteurs attribuèrent l'hydramnios à des causes accidentelles.

Sallinger l'avait attribué à la compression de la veine ombilicale au niveau de l'anneau par la vessie distendue. Nieberding l'avait attribué à un rétrécissement du trou de Botal.

Schatz, étudiant les communications vasculaires dans les placentas univitellins fut amené à conclure que ce sont ces dispositions ana'omiques particulières qui amènent des troubles dans la circulation des deux enfants et l'hydramnios de l'une de ces cavités.

On se souvient que nous avons montré à propos de l'étude de l'arrière-faix, l'existence d'anastomoses superficielles et profondes qui mettent en communication les deux circulations.

Nous avons dit comment les communications profondes intravilleuses formaient une troisième circulation. Nous avons dit que cette circulation était elle-même composée de deux parties, l'une partant du cœur gauche du premier jumeau et aboutissant au cœur droit du deuxième jumeau, l'autre partie ayant son point de départ dans le cœur gauche du deuxième jumeau et aboutissant au cœur droit du premier.

Il est très facile de comprendre que les deux parties de cette circulation peuvent être inégales ; que l'un des fœtus fournisse plus d'artères ou des artères plus volumineuses à cette troisième circulation que celles fournies par son frère.

Dans ces conditions, les deux courants sanguins traversant cette troisième circulation seront asymétriques (1), l'un des enfants recevra plus de sang de son frère qu'il ne lui en enverra lui-même. L'un sera le transfuseur de son frère, tandis que l'autre sera transfusé par son frère.

De cette asymétrie résultera une stase sanguine dans le territoire vasculaire du fœtus transfusé. Cette stase, cette pléthore amènera l'hypertrophie du cœur et plus tard sa dilatation, l'excrétion plus abondante d'urine et l'hydramnios, l'hypertrophie du foie, de la rate et l'ascite. Pendant ce temps, le frère qui transfuse dépérit et quelquefois meurt (2).

(1) On reconnaît l'asymétrie des deux courants qui traversent la 3ᵉ circulation en comparant la somme fournie par l'addition des diamètres que présentent les artères de l'un et de l'autre fœtus, prenant part à cette circulation au moment où elles s'enfoncent sous le chorion basal.

(2) Le territoire vasculaire placentaire appartenant à l'enfant mort peut se présenter ensuite sous deux aspects : 1° Lorsque les communications superficielles sont volumineuses, artérielles et veineuses, le sang de l'enfant vivant continue à l'irriguer ainsi que nous en avons observé un exemple ; 2° Lorsque ces

Cette théorie de l'asymétrie dans la troisième circulation si séduisante en apparence présente pourtant quelques non-sens que Otto Kustner (1), a très bien mis en évidence. Ce dernier auteur adresse à la théorie de Schatz les reproches suivants :

1° La pléthore que l'asymétrie de la troisième circulation développe dans l'un des fœtus ne peut pas être la cause de l'hypertrophie d'un organe exclusivement.

Chez l'embryon comme chez l'homme adulte, l'apport plus considérable de matières nutritives amène un développement plus rapide de l'ensemble de l'organisme.

Au contraire, l'hypertrophie d'un organe est toujours due au travail plus considérable que cet organe a du fournir.

2° Schatz admet comme transfuseur celui des deux fœtus qui envoie un nombre plus considérable d'artères à la troisième circulation ou des artères plus volumineuses. Le fœtus transfusé renvoie aussi un peu de sang à son frère, mais à cause du plus petit nombre d'artères, de leur volume moins considérable, il rencontre une résistance plus grande et la quantité de sang qu'il envoie est moindre que celle qu'il reçoit.

Mais en admettant cette résistance plus considérable, Kustner fait remarquer que le cœur de ce fœtus s'hypertrophiant sans cesse finira par vaincre cette résistance et renvoyer à son frère une quantité de sang égale à celle qu'il reçoit ou même plus considérable. Alors ce fœtus, qui jusque-là était transfusé, deviendrait à son tour le transfuseur de son frère. Ce dernier, à son tour, deviendrait pléthorique, aurait une hypertrophie du cœur et de nouveau pourrait transfuser son frère, et ainsi de

communications sont négligeables, ce territoire cesse d'être irrigué ainsi que l'a signalé Schatz.

(1) *Otto Kustner*. — Pathologie und Actiologie des Hydramnios bei Zwillingen. Handbuch der Geburtshulfe de *P. Muller*. T. II, p. 662 et suivantes.

suite, ce cycle pourrait se continuer jusqu'au moment de la naissance.

3° Mais en dehors de cela même en admettant à l'actif du jumeau faible des communications très larges qui lui permettent de transfuser son frère, il n'est pas compréhensible que faible il puisse arriver à triompher de la résistance qui lui est opposée par la grande pression existant dans le territoire veineux de son frère plus gros et sans avoir de l'hypertrophie cardiaque lui-même.

Aussi Kustner propose une explication qui lui paraît plus plausible.

Pour lui la polyhydramnie est bien due à une inégalité dans la circulation des deux fœtus.

Mais cette inégalité est causée par une toute autre raison que les communications profondes. La gène dans la circulation de l'un des fœtus est due au siège de l'insertion du cordon. Car, dit-il, lorsque l'un des cordons s'insère vélamenteusement, les vaisseaux de ce cordon offriront une résistance plus considérable au passage du sang que ceux du cordon qui s'insèrent sur le placenta.

Dans ces conditions et à cœur de force égale, lorsque des communications vasculaires plus ou moins larges existent, le cœur du fœtus à insertion placentaire lancera le sang plus loin dans le placenta et plus facilement.

Cette rapidité plus grande dans les échanges nutritifs amènera un développement plus considérable de cet embryon dont le cœur plus gros lancera le sang encore plus loin dans le tissu placentaire.

Si des communications plus ou moins larges réunissent les deux circulations, peu à peu le fœtus bien développé envahira le territoire vasculaire du fœtus retardataire.

Mais à cause du travail plus considérable qu'il doit fournir le cœur s'hypertrophie. L'hypertrophie du cœur amène une excrétion plus considérable d'urine et par conséquent de l'hydramnios. Mais de même que chez l'adulte à l'hypertrophie dans ces conditions succède la dilatation par fatigue du cœur, la dilatation du cœur amène la stase veineuse, l'hypertrophie du foie et plus tard la cirrhose atrophique, l'exagération de l'hydramnios et finalement l'hypertrophie de tous les organes.

Tel est le dernier acte de l'inégalité fonctionnelle des deux circulations.

Pendant ce temps l'autre jumeau affaibli ne se développe pas et quelquefois succombe.

Et ainsi se trouve expliquée la raison pour laquelle dans le même œuf on peut trouver lors de la naissance à côté d'un gros enfant œdémateux, un petit maigriot chétif qui ne paraît pas être le frère jumeau du premier.

Tel paraît être, d'après Kustner, les causes du mécanisme de l'hydramnios dans les cas de grossesse multiple univitelline.

Mais à l'une et à l'autre de ces deux dernières théories des objections sérieuses peuvent être formulées.

Nous avons vu comment Kustner renverse tout l'échafaudage dressé par Schatz. Celui que Kustner lui-même a élevé n'est guère plus solide.

Mais avant même de discuter l'une ou l'autre de ces théories, il est un fait qui doit nous frapper, c'est la rareté de ces altérations (hydramnios et fœtus œdémateux) et la fréquence des causes incriminées (inégalité des deux moitiés de la troisième circulation et l'insertion vélamenteuse de l'un des cordons).

Il semblerait donc, dès le premier abord, qu'aucune relation ne puisse exister entre cette cause si fréquente et cet effet si rare.

Mais en plus de cette simple objection il est des faits qui infirment totalement ces théories.

Nous publions ici l'image de deux embryons de poulets univitellins que nous devons à la très grande obligeance de M. Dareste.

L'inégalité frappante qui existe entre ces deux embryons, le retard dans le développement que l'on constate sur l'un de ces embryons n'est nullement en rapport avec une asymétrie circulatoire de quelque nature qu'elle soit.

D'ailleurs, M. Dareste nous a affirmé avoir constaté de ces inégalités entre les embryons, avant l'apparition du cœur.

Il semblerait donc que cette inégalité est originelle, qu'elle tient une répartition inégale du vitellus de formation.

Quant à l'hydramnios il nous semblerait que c'est un grand tort de lui attribuer toujours la même origine et d'incriminer toujours l'excès de tension ; peut-être que des troubles dans la formation de l'amnios lui-même ne sont pas sans une certaine influence, mais ici nous entrons dans le domaine de l'hypothèse. Rien ne nous autorisant à être affirmatif, mieux vaut laisser la question en suspens et constater seulement que les théories invoquées jusqu'à présent ne sont pas suffisantes.

**4° Des différences que présentent les enfants des grossesses multiples quant à leur rapport avec la tératologie.**

Si des monstres peuvent se trouver dans les grossesses multiples bivitellines, ces monstres sont des monstres simples et ne présentent aucun rapport avec la grossesse multiple.

Dans la grossesse multiple univitelline, au contraire, en dehors des monstruosités qui peuvent atteindre l'un des fœtus comme individu isolé, il y a toute une série de monstruosités qui sont en rapport direct avec la diplogénèse.

Comme exemple de monstruosité frappant l'un des facteurs indépendamment de la diplogénèse nous pouvons citer l'observation que nous devons à l'obligeance de M. le docteur Budin et dans laquelle l'une des jumelles était atteinte d'extrophie de la vessie, de hernie volumineuse de l'intestin grêle et d'un utérus double.

Mais en dehors de ces cas, les jumeaux univitellins peuvent présenter des formes monstrueuses qui leur sont particulières, les unes frappant l'un des facteurs seulement, les autres frappant les deux facteurs à la fois.

Parmi les premières de ces monstruosités, se placent notamment les monstres acardiaques.

Ces monstres ont longtemps intrigué les auteurs, car il était impossible d'admettre qu'un individu puisse vivre étant privé de l'organe essentiel de la vie. Aussi les premiers auteurs qui décrivirent des acardiaques ne rencontrèrent pas de créance.

Mais on ne tarda pas à se convaincre que ces monstres existaient et bientôt l'on s'aperçut même qu'ils peuvent présenter plusieurs variétés suivant que leur développement général est plus ou moins parfait.

Aussi divise-t-on ces monstres en quatre variétés qui sont :

       1° Acardiaques amorphes ;

       2° Acardiaques acormiques ;

       3° Acardiaques acéphales ;

       4° Acardiaques anceps.

Lorsque l'existence de ces monstres fut indiscutablement établie, on s'efforça de l'expliquer par le passage direct du sang de la mère dans le corps du fœtus.

Aujourd'hui que l'existence de pareilles communications ne

peut plus être admise, on nie la possibilité de l'existence de
monstres acardiaques arrivés à un certain degré de développement sans frère univitellin bien conformé.

Il est certain que l'absence du cœur peut s'observer sur
un embryon simple, mais, dans ce cas, cet embryon ne se
développe pas et l'œuf abortif ne tarde pas à être expulsé.

M. Dareste nous a affirmé avoir souvent rencontré des
embryons de poulets acardiaques dans des œufs simples,
mais cet arrêt de développement entraîne, dans ces conditions,
la mort immédiate.

Dans les embryons jumeaux univitellins, lorsque l'un des
embryons est privé de cœur et que des communications très
larges existent entre les deux circulations placentaires, le cœur
de l'embryon bien conformé sert pour les deux embryons.

Cazeaux (1) a démontré, le premier, que le cours du sang
dans le corps de l'individu acardiaque était inverse an cours
naturel.

Qu'au lieu de pénétrer par la veine ombilicale, il pénètre
par les artères et revient par la veine. Mais ce sang, ainsi
lancé par le cœur de l'individu bien conformé, a déjà servi à
la nutrition de l'enfant bien conformé.

C'est ainsi, grâce à des communications vasculaires placentaires plus ou moins larges, le réunissant à un frère bien
conforme, que l'acardiaque peut arriver à vivre jusqu'au
terme de la vie intra-utérine.

Claudius (2) a été encore plus loin dans le rôle qu'il a fait
jouer à ces communications auxquelles il attribuait la monstruosité elle-même. Le sang lancé par le cœur de l'individu

(1) *Cazeaux.* — Description d'un monstre péracéphale. Mémoires de la Société
de biologie, t. III, 1831.
(2) *Claudius.* — Ueber die Herzlosen Missgeburten, 1839.

bien conformé pénétrait de plus en plus loin dans le territoire affecté au deuxième.

Les ondes sanguines lancées par le cœur de ce dernier diminuaient d'intensité petit à petit et, finalement, la circulation s'arrêtait complètement, le sang se coagulait et différentes parties de cet organisme se résorbaient.

Il est aujourd'hui admis que l'acardiacie est due à un arrêt de développement et non pas à la résorption de parties déjà existantes.

A côté de ces monstruosités qui frappent l'un seulement des deux facteurs, on rencontre dans la gémellité univitelline, d'autres espèces de monstres dus à la soudure, à l'union de deux germes et à la formation d'un monstre double.

Les monstres doubles adhérents ne sont qu'un degré de la vaste échelle de la diplogénèse.

Nous avons vu comment un ovule pouvait donner naissance à deux embryons, comment, sur le même blastoderme, apparaissent deux lignes primitives avec une aire vasculaire unique.

Nous avons vu comment, autour de ces ébauches d'embryons, apparaissent les replis amniotiques pour former l'amnios. Comment, lorsque ces replis s'arrêtent dans leur développement sur certaines parties l'amnios est unique.

Nous avons vu, dans les délivres à amnios unique, les deux cordons libres allant vers leur fusion, vers la formation d'un cordon unique.

Un degré de plus et les deux embryons eux-mêmes seront réunis par leur ombilic et constitueront un monstre double omphalopage.

Mais l'union peut se faire de meilleure heure et les deux lignes primitives, au lieu d'être distinctes et séparées, peuven

E                                                                                    9 être soudées sur une certaine étendue et un monstre double se former.

Suivant que l'une des deux ébauches embryonnaires est plus ou moins en retard dans son développement sur l'autre, ou suivant que les deux ébauches embryonnaires ont un développement égal, l'ensemble monstrueux formera un autosite ou un parasite.

Ce dernier groupe peut être considéré comme s'il était composé d'un acardiaque soudé à un individu bien conformé.

Enfin, pour terminer, disons que suivant le point où se fait l'implantation de ce dernier, et suivant son degré de développement, le groupe monstrueux aura un aspect différent et portera un nom différent.

Nous n'entrerons pas dans la description de ces variétés, car ce que nous avons voulu montrer, c'est seulement la relation étroite qui rattache les monstres doubles aux jumeaux univitellins séparés; c'est comment les jumeaux univitellins séparés, ne constituent qu'un des aspects que peuvent revêtir les embryons dans la vaste échelle de la diplogénèse.

# OBSERVATIONS

---

## **Bivitellines.**

---

OBSERVATION I. — (Hôpital Saint-Louis )

Regnier, 32 ans.

Multipare.

Pas de gémellité dans sa famille ni dans celle de son mari.

Grossesses antérieures simples.

*Examen de l'arrière-faix.* — Délivre à masse placentaire en apparence unique, divisée sur la face utérine en deux régions de colorations différentes.

La cloison séparant les deux cavités ovulaires était constituée par quatre membranes :

1 amnios, 1 chorion, 1 chorion et 1 amnios. Les cordons s'inséraient près du centre de la masse placentaire et près de la cloison.

Les enfants de sexes différents pesaient à la naissance.

Le premier, garçon, 3.400 grammes

Le deuxième, fille, 2.910 grammes (mort-né.)

Le garçon est sorti de l'hôpital le troisième jour, pesant le même poids qu'à la naissance.


OBSERVATION II. — (Hôpital Saint-Louis.)

Catherine Crai, 34 ans.

Multipare.

Pas d'antécédents de gémellité.

*Examen de l'arrière-faix :*
Le délivre était composé de deux œufs.
Deux placentas réunis par un pont membraneux.
La cloison composée de cinq membranes :
Amnios, chorion caduque, chorion et amnios. La cloison se déta-
chait de la face fœtale de l'un des placentas.
Le poids du délivre était de 1050.
Les enfants de sexes différents, pesaient :
Le premier, fille, 2.250 grammes.
Le deuxième, garçon, 2.600 grammes.
Sortis de l'hôpital le 19° jour, pesant :
Le premier, 2.460 grammes.
Le deuxième, 2.410 grammes.


OBSERVATION III. — (Hôpital Saint-Louis.)


Virginie Passons, 38 ans.
Multipare ayant eu déjà deux grossesses multiples.
Présente, comme antécédent héréditaire, sa mère qui a eu trois
grossesses multiples.
*Examen de l'arrière-faix :*
Le délivre pesant 1100 grammes.
Masse placentaire en apparence unique.
La cloison était composée de quatre membranes :
Amnios, chorion, chorion et amnios.
Pas de communications vasculaires entre les deux circulations.
Les cordons insérés très près de la cloison.
Les enfants de sexe masculin pesaient à la naissance :
Le premier, 3.100 grammes.
Le deuxième, 2.400 grammes.
Sortis de l'hôpital le 14° jour pesant :
Le premier, 3.150 grammes.
Le deuxième, 2.450 grammes.

### Observation IV. — (Hôpital Saint-Louis.)

Lecardez, 23 ans.

Secondipare.

Ne présente pas d'antécédents de gémellité.

Un premier accouchement simple.

*Examen de l'arrière-faix :*

L'arrière-faix pesant 630 grammes.

Masse placentaire unique en apparence.

Sur la face utérine, deux zones de colorations différentes.

Aucune communication vasculaire entre les deux circulations.

Cloison composée de 2 amnios et 2 chorions.

Cordons insérés à égale distance des bords du placenta et de la cloison.

Les enfants de sexe masculin pesaient le même poids, 1.900 gr·

Ils sont sortis le 5ᵉ jour pesant le même poids, 1.900 grammes.

### Observation V. — (Hôpital Saint-Louis.)

Renard, 23 ans.

Secondipare.

Présente comme antécédent de gémellité, sa mère qui a eu deux grossesses multiples.

Premier accouchement simple.

*Examen de l'arrière-faix :*

Le délivre pesait 960 grammes.

Masse placentaire unique, présentant sur la face utérine deux zones de coloration différente.

Circulations indépendantes.

La cloison était composée de quatre membranes :

Amnios, chorion, chorion et amnios.

Cette cloison présentait une large ouverture par laquelle était sorti le deuxième jumeau.

Les cordons s'inséraient au centre de chaque moitié placentaire.

Les enfants de sexe féminin pesaient à leur naissance :
Le premier, 2.150 grammes.
Le deuxième, 2.250 grammes.
Ils sont sortis de l'hôpital le 19° jour, pesant :
Le premier, 2.320 grammes.
Le deuxième, 2.500 grammes.

Observation VI. — (Hôpital Saint-Louis.)

Lubrez Marie, 19 ans.
Multipare.
Ne présentant pas d'antécédent de gémellité.
Deux accouchements antérieurs simples.
*Examen de l'arrière-faix :*
Le délivre présentait deux masses placentaires de forme ovalaire,
ne se touchant que par un point de leur circonférence.
Circulations indépendantes.
Cloison composée de trois membranes :
Amnios, chorion caduque, chorion et amnios.
La caduque était en grande partie atrophiée.
Les cordons s'inséraient presque au centre des placentas.
Les enfants de sexes différents pesaient :
Le premier jumeau, garçon, 2.500 grammes.
Le deuxième, fille, 1.700 grammes.
Ils sont sortis de l'hôpital le 7° jour, pesant :
Le premier, 2.320 grammes.
Le deuxième, 1.650 grammes.

Observation VII. — (Hôpital Saint-Louis.)

Tissier, 25 ans.
Secondipare.
Pas d'antécédents de gémellité.
Première grossesse simple.

*Examen de l'arrière-faix* :

Le délivre pesait 790 grammes.

Masse placentaire unique en apparence.

Circulations indépendantes.

Cloison composée de 4 membranes.

Amnios chorion, chorion et amnios.

Les cordons s'inséraient près de la cloison.

Les enfants de sexes différents pesaient :

Le premier jumeau, garçon, 1.870 grammes.

Le deuxième fille, 1.350 grammes.

Ils sont sortis le 5° jour pesant :

Le premier, 1.780 grammes.

Le deuxième, 1.270 grammes.


OBSERVATION VIII — (Hôpital Saint-Louis.)


Thierles, 30 ans.

Multipare.

*Examen de l'arrière-faix* :

Le délivre présentait une masse placentaire unique, mais nettement divisée en deux territoires visibles sur la face utérine à cause de leur différe ce de coloration.

La cloison séparant les deux cavités était formée de : un amnios, un chorion, un chorion et un amnios.

Son insertion correspondait nettement à la ligne de séparation des deux moitiés du placenta.

Les cordons s'inséraient : l'un près de la cloison l'autre marginalement, presque sur les membranes.

Les enfants de sexes différents pesaient :

La première, fille, 2.900 grammes,

Le deuxième, garçon, 2.600 grammes.

Sortis le huitième jour pesant :

Le premier, 2.900 grammes.

Le deuxième, 2.500 grammes.

Observation IX. — (Hôpital Saint-Louis.)

Magne Adeline, 34 ans.

Multipare.

Pas d'antécédents de gémellité.

*Examen de l'arrière-faix* :

L'arrière-faix pesait 1.150 grammes.

Le placenta formait une masse unique.

La division des territoires vasculaires était très nettement visible sur la face utérine.

La cloison composée de quatre membranes, c'est-à-dire, amnios chorion, chorion et amnios.

Les cordons s'inséraient sur le placenta excentriquement.

Les enfants du sexe masculin pesaient :

Le premier, 3.370 grammes.

Le deuxième, 3.720 grammes.

Ils sont sortis le onzième jour pesant :

Le premier, 3.450 grammes.

Le deuxième, 3.720 grammes.

Observation X. — (Hôpital Saint-Louis.)

Leroux Fr., 26 ans.

Secondipare.

Présentant comme antécédent de gémellité, une tante du côté maternel qui avait eu une grossesse multiple.

*Examen de l'arrière-faix* :

Le délivre présentait deux masses placentaires distinctes, éloignées de 15 millimètres environ.

La cloison formée de cinq membranes, c'est-à-dire amnios chorion caduque, chorion et amnios.

La cloison s'insérait sur le bord de la masse placentaire appartenant au 2e jumeau.

Les cordons s'inséraient excentriquement sur les masses placentaires assez loin de la cloison.

*Les enfants* de sexes différents pesaient à la naissance :

Le premier, fille, 2.900 grammes.

Le deuxième, garçon, 2.750 grammes.

Ils sont sortis le douzième jour pesant tous les deux 2.860 grammes.

Observation XI. — (Hôpital Saint-Louis.)

Léontine Rouvier, 38 ans.

Multipare.

Ne présentant aucun antécédent de gémellité.

*Examen de l'arrière-faix* :

L'arrière-faix pesait 720 grammes.

Placenta unique mais ne présentant pas de communications vasculaires entre les deux circulations.

La cloison composée de deux feuillets amnio-chorials s'insérait de manière à couper obliquement la ligne de séparation des deux moitiés placentaires.

Les cordons s'inséraient près du centre du placenta.

*Les enfants* du sexe féminin pesaient :

La première, 2.320 grammes ; la deuxième, 1.850 grammes.

Elles sont sorties le treizième jour pesant :

La première, 2.200 grammes, et la deuxième, 1.850 grammes.

Observation XII. — (Hôpital Saint-Louis.)

Guérin-Hulin, 38 ans.

Multipare.

Ne présentant pas d'antécédents de gémellité.

*Examen de l'arrière-faix* :

Le délivre pesait 900 grammes.

Constitué par deux placentas séparés par un pont membraneux de 7-8 centimètres de longueur. La cloison formée par cinq membranes : amnios, chorion, caduque, chorion et amnios s'insérait sur le bord de l'un des placentas. Les cordons s'inséraient excentriquement sur les deux placentas.

*Les enfants* de sexes différents pesaient à la naissance :

Le premier, garçon, vivant, 2.050 grammes.

Le deuxième, fille, macérée, 1.580 grammes.

Le premier est mort le douzième jour.


OBSERVATION, XIII. — (Hôpital de la clinique d'accouchements.)


M. X. ., 27 ans.

Multipare.

Ne présentant pas d'antécédents héréditaires de gémellité.

A eu un avortement gémellaire à sa deuxième grossesse.

*Examen de l'arrière-faix* :

Le délivre, du poids de 1.100 grammes, présentait deux masses placentaires réunies par un pont membraneux.

La cloison partait de ce pont membraneux et était constituée par cinq membranes : amnios, chorion, caduque, chorion et amnios. Les cordons s'inséraient au centre des masses placentaires.

*Les enfants* du sexe masculin pesaient à la naissance :

Le premier, 2.900 grammes.

Le deuxième, 2 400 grammes.

Ils sont sortis le dixième jour, pesant :

Le premier, 3.270 grammes.

Le deuxième, 2 550 grammes.


OBSERVATION XIV. — (Hôpital de la clinique d'accouchements.)
(Cl. de la rue d'Assas).


Dupuis Marie, 30 ans.

Multipare.

Antécédents héréditaires de gémellité nuls.

Antécédents personnels : deux grossesses multiples antérieures.

*Examen de l'arrière-faix :*
Délivre pesant 900 grammes.
Placenta en apparence unique. Pas de commucations vasculaires.
La cloison formée de quatre membranes :
Amnios, chorion, chorion et amnios.
Cordons insérés près du centre de la masse placentaire.
Les enfants, du sexe féminin, pesaient à la naissance :
Le premier, 2.320 grammes.
Le deuxième, 2.400 grammes.
Sortis de l'hôpital le huitième jour, pesant :
Le premier, 2.250 grammes.
Le deuxième, 2 520 grammes

OBSERVATION XV. — (Hôpital de la clinique d'accouchements.)
(Cl. de la rue d'Assas.)

Toucoing, 35 ans.
Multipare.
Ne présentant pas d'antécédents de gémellité.
*Examen de l'arrière-faix :*
Le délivre pesant 1.200 grammes.
Le placenta en apparence unique, très largement étalé, mesurant 35 centimètres sur 23 centimètres.
Sur la face utérine deux zones de coloration très différente.
Sur la face fœtale pas de communications vasculaires.
Cloison composée de quatre membranes.
Amnios, chorion, chorion et amnios.
Cordons insérés près de la cloison à 3-4 centimètres de celle-ci.
Les enfants, de sexe différent, pesaient :
Le premier, fille, 2.650.
Le deuxième, garçon, 2.630 grammes.
L'œuf ayant contenu ce dernier enfant avait présenté un excès de liquide amniotique, 1.600 grammes.
L'enfant de cet œuf hydramniotique est mort le huitième jour

après avoir présenté des hémorragies multiples. A l'autopsie on trouva un foie syphilitique (gros foie scléreux).

La fille sort le neuvième jour, pesant 2.680 grammes.


OBSERVATION XVI. — (Hôpital de la clinique d'accouchements.)

Marion.

Primipare.

Ne présentant pas d'antécédents de gémellité.

*Examen de l'arrière-faix :*

L'arrière-faix pesant 650 grammes, présentait un placenta en apparence unique.

Une cloison composée de quatre membranes (amnios, chorion, chorion et amnios) séparait les deux cavités ovulaires.

Les cordons s'inséraient pour le premier au centre de la masse placentaire, pour le deuxième à 1 centimètre du bord du placenta sur les membranes.

Sur la face utérine du placenta. dans la moitié appartenant au deuxième jumeau on remarquait la présence de nombreux caillots récents ou anciens. Traces d'hémorrhagies rétroplacentaires datant déjà depuis un certain temps.

Les enfants, du sexe féminin, pesaient :

Le premier, 1.100 grammes.

Le deuxième, 550 grammes.

Le premier est mort immédiatement. Le deuxième quelques heures après.

## Univitellines.

---

OBSERVATION I. — (Hôpital Saint-Louis.)

Berton, 22 ans.
Multipare.
Ne présentait pas d'antécédents de gémellité.
*Examen de l'arrière-faix :*
L'arrière-faix pessnt 760 grammes.
Masse placentaire unique. Une seule cavité amniotique.
Près du centre du placenta se trouvait l'insertion d'un cordon volumineux.
A deux centimètres de ce cordon, et sur une saillie formée par les vaisseaux artériels et veineux de la face placentaire se trouvait inséré un petit cordon grêle transformé en un petit cordon plein.
Tout le territoire placentaire était irrigué par du sang.
Les enfants étaient de sexe masculin, le premier, un enfant vivant du poids de 2.180 grammes, le deuxième un momifié papyrace de 180 grammes.
Le garçon vivant est sorti le 14e jour pesant 2.220 grammes.


OBSERVATION II. — (Maternité.)

Dettmann, 37 ans.
Multipare.
Ne présentant pas d'antécédents de gémellité.
*Examen de l'arrière-faix :*
L'arrière-faix pesant 800 grammes.
Placenta unique de forme ovalaire.
Une seule cavité amniotique.

Les cordons s'inséraient au milieu du placenta à 4 centimètres l'un de l'autre.

Leur insertion se trouvait aux deux extrémités du grand dia-mètre d'un cercle vasculaire composé d'un côté par une grosse artère enroulée sur elle-même, et de l'autre par une grosse veine.

Le cordon du premier jumeau était normal, mais celui du deuxième ne présentait qu'une seule artère.

Les communications vasculaires entre les deux circulations étaient très larges et superficielles seulement.

Les deux branches, artère à artère et veine à veine, mesuraient un centimètre et 15 millimètres de diamètre.

Aucune communication profonde n'était visible.

L'injection simultanée par les trois artères et sous la même pression, avec des liquides différemment colorés, les veines restant libres, nous a montré que le deuxième cordon recevait dans le même laps de temps cinq fois moins ne liquide que le premier, et que son artère irriguait un tout petit territoire seulement de la masse placentaire.

Ce territoire correspondait environ au cinquième de la masse totale.

Le liquide s'écoulant par la veine du deuxième cordon était cons-titué par un mélange des deux liquides injectés.

Les enfants, de sexe féminin, pesaient à la naissance :

Le premier, 1.950.

Le deuxième, 2.000.

La première des jumelles présentait une malformation des organes génitaux, extropbie de la vessie, hernie de l'intestin grêle et utérus double.

Elle est morte peu d'heures après sa naissance.

La deuxième est sortie vivante le 14° jour,


OBSERVATION III. — (Hôpital Saint-Louis.)


Chenel, 39 ans.
Multipare.

Ne présentant aucun antécédent de gémellité.

*Examen de l'arrière-faix :*

Le délivre pesant 1.100 grammes présentait :

Un placenta de forme arrondie irrégulière.

La cloison séparant les deux cavités était constituée par deux fuillets amniotiques.

Les cordons s'inséraient marginalement a 1 et à 2 centimètres du bord.

Les communications vasculaires entre les deux circulations se faisaient :

1° Par une anastomose superficielle artérielle de 0.0015 de diamètre.

2° Par des communications profondes d'artères à veines au nombre de (11) onze.

Quatre des artères prenant part à ces anastomoses appartenaien t au premier jumeau et mesuraient : 1 millimètre, une autre 1/2 millimètre, les autres filiformes.

Sept appartenaient au deuxiè ne jumeau et mesuraient : l'une 2 millimètres, les autres filiformes.

*Les enfants*, de sexe masculin, pesaient : à la naissance ; le premier 2.500 grammes, le deuxième, 2.320 grammes.

Ils sont sortis le 15e jour, pesant, le premier, 2.900 grammes, le deuxième, 2.600 grammes.


OBSERVATION IV. — (Hôpital Saint-Louis.)


Lamoy, 31 ans.

Multipare.

Ne présentant pas de gémellité dans ses antécédents.

*Examen de l'arrière-faix :*

Le délivre pesait 1.000 grammes.

Placenta unique de forme irrégulièrement circulaire.

Cloison constituée par deux amnios.

Cordons s'insérant l'un sur le bord du placenta, l'autre sur les membranes à un centimètre du bord.

Les communications vasculaires entre les deux circulations se faisaient :

1° Par une communication superficielle artérielle de un millimètre de diamètre;

2° Par des anastomoses profondes d'artère à veine.

Ces communications étaient au nombre de onze.

Six des artères prenant part à ces anastomoses appartenaient au premier jumeau et mesuraient : l'une, deux millimètres, les autres filiformes.

Cinq de ces artères appartenaient au deuxième jumeau et mesuraient : l'une, 0,0015 de diamètre, les autres étant filiformes.

Les enfants, de sexe féminin, pesaient à la naissance :

Le premier, 1.550 grammes.

Le deuxième, 1.420 grammes.

Les deux enfants ont succombé au bout de quelques jours. Le premier au bout de douze jours avec un poids de 1.200 grammes, le deuxième au bout de dix-huit jours avec un poids de 1.100 gr.

Observation. V — (Hôpital Saint-Louis.)

Jacobes, **39** ans.

Multipare.

Ne présentant pas de gémellité dans ses antécédents.

*Examen de l'arrière-faix* :

L'arrière-faix pesait 1.340 grammes.

Le placenta unique de forme arrondie.

La cloison était constituée par deux amnios.

Les cordons s'inséraient près du bord placentaire à 2 centimètres de celui-ci.

Les communications vasculaires étaient constituées :

1° Superficiellement par une longue branche artérielle mesurant 2 millimètres de diamètre.

2° Profondément par de nombreuses anastomoses d'artère à veine.

Le nombre des artères qui prenaient part à ces anastomoses était de douze.

Six de ces artères appartenaient au premier jumeau et mesuraient : 3 millimètres, 1/2 millimètre, les autres filiformes.

Les autres six appartenaient au 2e jumeau et mesuraient : l'une 0,0015, les autres filiformes.

*Les enfants*, de sexe masculin, pesaient le premier 3.600 gr., le deuxième 3400 grammes.

Ils sont sortis le 9e jour pesant, le premier 3.800 grammes, le deuxième 2.520 grammes.

OBSERVATION VI. — (Maternité.)

Femme X...
Primipare.
*Examen de l'arrière-faix* :
Placenta unique.
Cloison constituée par deux amnios.
Insertions des cordons : Le cordon du premier jumeau s'insérait sur les membranes à 2 centimètres du bord, le deuxième cordon s'insérait au bord du placenta.

Les communications entre les deux circulations se faisaient :

1° Superficiellement par une longue branche artérielle très grèle de 1 millimètre de diamètre.

2° Par des communications profondes d'artère à veine.

Celles-ci étaient au nombre de huit.

Trois des artères prenant part à ces anastomoses appartenaient au premier jumeau.

Les cinq autres branches artérielles appartenant au deuxième jumeau.

Toutes ces branches étaient filiformes. L'une seule mesurait un demi-millimètre au plus.

L'injection simultanée de liquides différents par les quatre artères sous la même pression, les veines étant libres, nous a montré que les deux cordons recevaient dans le même temps la même quantité de liquide et que les quantités sortant par les veines étaient de même sensiblement égales.

E.                                                          11

Observation VII. — (Hôpital de la clinique d'accouchements )

Berlaut, 21 ans.
Multipare.
Ne présentant pas d'antécédents de gémellité.
*Examen de l'arrière-faix :*
Délivre pesant 700 grammes.
Placenta unique.
Cloison composée de deux amnios.
Cordons insérés sur le placenta à trois centimètres du bord.
Les communications vasculaires entre les deux circulations se faisaient :
1° Par une anastomose superficielle d'artère à artère d'un millimètre de diamètre ;
2° Par des communications profondes au nombre de 15, d'artère à veine.
Huit des artères prenant part à ces anastomoses appartenaient au premier jumeau, et mesuraient : l'une 1/2 millimètre de diamètre, et les autres filiformes.
Sept artères appartenaient au deuxième jumeau et mesuraient : l'une 1/2 millimètre, les autres filiformes.
*Les enfants* macérés, du sexe féminin, pesaient :
Le premier, 1.940 grammes, le deuxième, 1.200 grammes.


Observation VIII. — (Hôpital de la Clinique d'accouchements.)

Cartier, 23 ans.
Primipare.
Ne présentant pas d'antécédents de gémellité.
*Examen de l'arrière-faix :*
Arrière-faix pesant 750 grammes.
Placenta unique ovale.
Cloison constituée par deux amnios.

Cordons insérés aux extrémités du petit diamètre l'un sur le bord du placenta, l'autre sur les membranes à un centimètre du bord.

Communications vasculaires

1° Superficielle, une communication d'artère à artère mesurant 0,0015 de diamètre

Cette communication affectait une disposition particulière.

L'espace sur lequel se faisait le mélange des substances colorantes injectées était découvert et mesurait un centimètre environ. Mais en deçà et au delà de cet espace les artères semblaient s'enfoncer sous le chorion basal et étaient recouvertes par un repli de celui-ci sur une étendue de cinq millimètres environ ;

2° Les communications profondes au nombre de dix.

Sept des artères prenant part à ces communications appartenaient au premier jumeau et mesuraient : 0,0015, 0,001 et filiformes.

Trois artères appartenaient au deuxième jumeau et mesuraient 0,0025, et filiformes.

*Les enfants.* de sexe masculin, pesaient à la naissance, le premier, 1.050 grammes, le deuxième, 750 grammes.

Morts quelques heures après. La nécropsie n'a révélé rien de particulier.

CONCLUSIONS

---

Les conclusions qui nous semblent pouvoir se dégager de l'étude que nous venons de faire sont les suivantes :

Il importe, même dans le langage médical courant, de toujours distinguer, dans les grossesses multiples, les bivitellines des univitellines.

Ces deux grossesses diffèrent essentiellement :

1° De par leur genèse ;

2° De par l'anatomie de leur délivre ;

3° De par les caractères que présentent les enfants issus de ces deux genres de grossesses.

1° Genèse des grossesses multiples.

α. La grossesse multiple bivitelline est due à une sorte d'hyperplasie des éléments ovariques.

A la ponte presque simultanée de deux ovules et à leur fécondation.

β. La grossesse multiple univitelline est due soit à une fécondation pathologique, par la pénétration de deux ou plusieurs spermatozoïdes, ou d'un spermatozoïde à deux masses nucléaires dans un ovule en apparence normal — soit à la fécondation d'un ovule à deux vésicules germinatives.

Donc superimprégnation d'un côté, polyspermie ou hyperfécondation de l'autre.

2° L'arrière-faix.

La constitution des arrière-faix est anatomiquement différente suivant qu'il s'agit d'une grossesse multiple univitelline ou d'une grossesse multiple bivitelline.

A. Dans les grossesses multiples bivitellines le délivre comporte deux chorions et les circulations des deux fœtus sont absolument distinctes qu'il s'agisse de placentas séparés ou accolés.

B. Dans la grossesse multiple univitelline, un seul chorion est commun aux deux fœtus, lesquels peuvent être contenus dans le même amnios ou posséder chacun leur amnios.

De plus, les territoires vasculaires se confondent sur de nombreux points par des anastomoses tant superficielles que profondes.

Les communications superficielles semblent être plus nombreuses et plus volumineuses lorsque la cavité amniotique est unique. Et en outre, dans ce cas, les cordons semblent être plus rapprochés à leur insertion placentaire que dans les cas à deux amnios.

3° Les enfants.

Les différences présentées par les enfants issus de ces deux genres de grossesse multiples résident :

A. Dans les combinaisons de sexe que peuvent présenter les couples.

B. Dans les rapports qu'affectent les enfants entre eux, quant à leur développement.

A. Les différences présentées quant à la combinaison des sexes dans les couples bivitellins et univitellins.

a. Les couples bivitellins peuvent être composés par des enfants du même sexe, mâle ou femelle, ou par des enfants de sexes différents, mâle et femelle.

La proportion suivant laquelle se rencontre l'une et l'autre de ces combinaisons est de 50 0/0.

*b.* Dans les couples univitellins, les enfants sont toujours du même sexe.

*B.* Les différences que présentent les enfants dans les rapports qu'ils affectent entre eux quant à leur développement.

*a.* Dans les grossesses multiples bivitellines, les enfants étant absolument indépendants l'un de l'autre, les différences qui se rencontrent tiennent à des lésions organiques, à des maladies qui ayant atteint l'un des facteurs ont apporté une entrave à son développement. Ces maladies sont accidentelles et n'ont aucune relation avec la grossesse multiple.

*b.* Dans les grossesses multiples univitellines, les enfants sont solidaires entre eux.

Cette solidarité se manifeste :

1° Par des communications vasculaires extra-embryonnaires, funiculaires ou placentaires. Dans ce cas, chez les mammifères, la solidarité cesse au moment de la naissance ;

2° Par la soudure des deux lignes primitives et la formation de monstres doubles adhérents et dans ce cas la solidarité persiste même dans la vie extra-utérine.

1° Enfants solidaires par communications vasculaires extra-embryonnaires.

*a* Les enfants peuvent être parfaitement égaux et semblables.

*b* Les enfants peuvent être inégaux et dissemblables.

Ces inégalités consistent :

I. Dans l'inégalité de poids.

II. Dans la mort précoce de l'un des produits.

III. Dans l'arrêt de développement de l'un des embryons, ce qui peut conduire à la formation d'un acardiaque.

2° Les fœtus sont solidaires par union profonde de leurs tissus et constituent les monstres doubles adhérents.

Les facteurs composant ces monstres peuvent être d'un développement égal et constituer les monstres autosites. ou d'un développement inégal : l'un des facteurs plus ou moins arrété dans son évolution est le parasite de son frère. Monstres doubles parasitaires.

Les inégalités que l'on observe entre les deux enfants ne semblent pas tenir, ainsi que l'a prétendu Schatz, aux communications vasculaires existant entre les deux circulations dans le placenta commun, ni à l'insertion vélamenteuse de l'un des cordons, comme l'a prétendu Kustner. Elles existent dès l'origine et tiennent très certainement à une répartition inégale du vitellus de formation entre les deux embryons.

# BIBLIOGRAPHIE


*Ahlfeld.* — Die entstehung der Accardaci. Leipzig, 1879.

— Die Missbildungen der menschen. Leipzig, 1880 et 1882.

— Beiträge zur lehre von den Zwillingen. (Arch fur gynecol. T. IX.)

*Baillarger.* — Recherches statistiques physiologiques et pathologiques sur les enfants jumeaux. *In* Comptes-rendus Ac. des sciences T. XLII, 1855.

*Bertillon.* — Les combinaisons des sexes dans les grossesses gémellaires. Bulletin de la Société d'anthropologie, 2° série, t. IX, 1879.

*Beneden* (*Van*). — Contribution à la connaissance de l'ovaire des mamifères. Archives de biologie belges, 1880.

*Beclard.* — Memoire sur les acéphales. Bulletins de la Faculté de médecine, 1815-1817.

*Blot.* — Achives de tocologie, t. II.

*Cezeaux.* — Description d'un monstre paracephale suivie de quelques réflexions sur la circulation du sang dans cette espèce de monstruosité. Memoire, Soc. de biologie, 1831.

*Charpentier.* — Traité pratique des accouchements.

*Claudius.* — Ueber die Herzlosen Missgeburten. Kiel, 1839.

*Dareste.* — Recherches sur la production artificielle des monstruosités. II° édition, 1891, Paris.

*Depaul.* — Archives de tocologie. T. I, 1874.

*Delore.* – Dictionnaire encyclopédique des sciences médicales. Article placenta. T. XV.

*Duval.* — Les monstres par défaut et les monstres par excès de fécondation. Annales de gynécologie et d'obstétrique, février 1895. T. XLIII.

*Fol.* – Recherches sur la fécondation et le commencement de l'hénogénie chez divers animaux. Genève, Bâle, Lyon.

— Sur l'origine de l'individualité chez les animaux supérieurs. Comptes rendus Ac. des sciences. T. XCVII.

*Goller.* — Abortus humani monstrosi historia, dans les Ephém. naturœ curiosorum, 1683

*Hüter.* — Der einfache Mutterkuchen der Zwillinge Vien, 1845.

*Hyrtl.* — Die Blutgefasse der menschlichen nachgeburt 1870. Vien.

*Jacquemier.* — Manuel d'accouchement. Paris, 1846.

*Jacobi.* — Lettre publiée dans le Magasin de Hanovre en 1765. Reproduite dans les Archives de Virchow, t. LXXIV, 1878.

*Küstner.* – In Handbuch der geburts ulfe de P. Muller. T. II.

*Lemery.* — Observations sur les monstres. Mémoires de l'acc. des sciences, 1724.

*Lereboullet.* — Comptes rendus de l'Ac. des sciences. T. XL, 1855.

*Levret.* — Art des accouchements, 1761.

*Portal.* — La pratique des accouchements, 1865.

*Paré (A).* – De la génération de l'homme. Les monstres tant terrestres que marins. Edition Malgaigne.

*Pinard.* — Dictionnaire encyclop. des sc. médicales. Article grossesse. Tome XI.

*Quatrefages* (de). — Mémoire sur la monstruosité double chez les poissons.

Mémoires soc. philomathique, 1882.

*Sallinger.* — Thèse de Zurich, 1875.

*Schatz.* — Die gefassverbindungen der Placentakreislauf. Archives fur gynecol. B. XXIV, XXVII, XXIX, XXX.

*Smellie.* — Atlas et traduction Preville, 1754.

*Tarnier et Chantreuil.* — Traité de l'art des accouchements. Tome 1er.

*Veit J.* — Handbuch des Geburtshulfe de P. Muller. Tome 1er.

*Velpeau.* — Embryologie et ovologie humaine, 1833.

*Viardel.* — Observations sur la pratique des accouchements, 1671.

*Wolff.* — De ortu monstrorum. Mémoires de l'ac. des sc. de Saint-Pétersbourg, 1772.

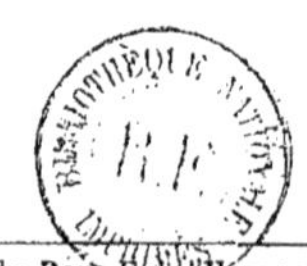

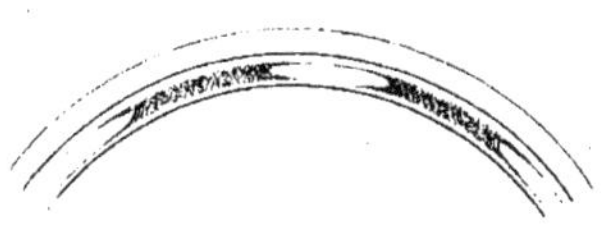

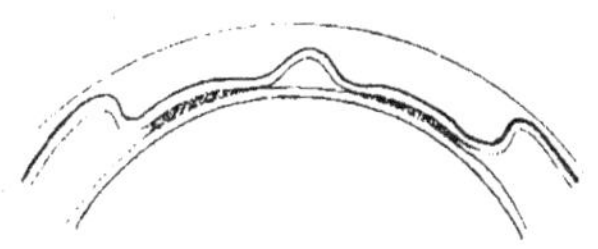

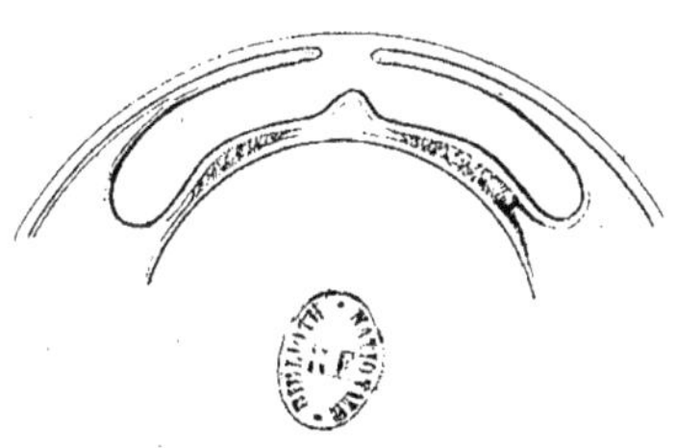

SCHÉMA DE LA FORMATION DE L'AMNIOS UNIQUE DANS LA
GROSSESSE GÉMELLAIRE UNIVITELLINE

P. Eleuterescu, pp. 27-28.

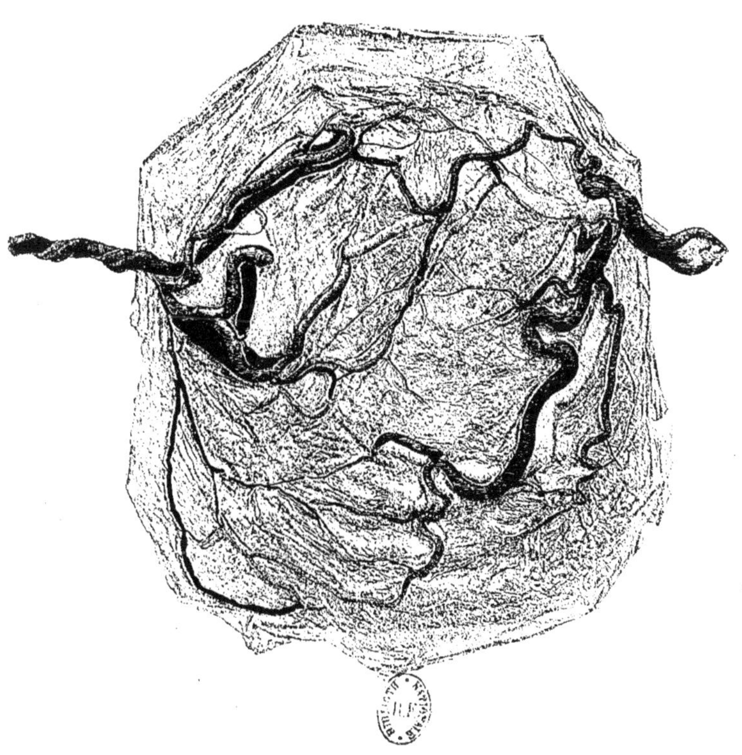

**PLACENTA DE JUMEAUX UNIVITELLINS** *(D'après nature.)*

*Deux amnios. — Communications éloignées.*



P. Eleuterescu, pp. 39, 46.

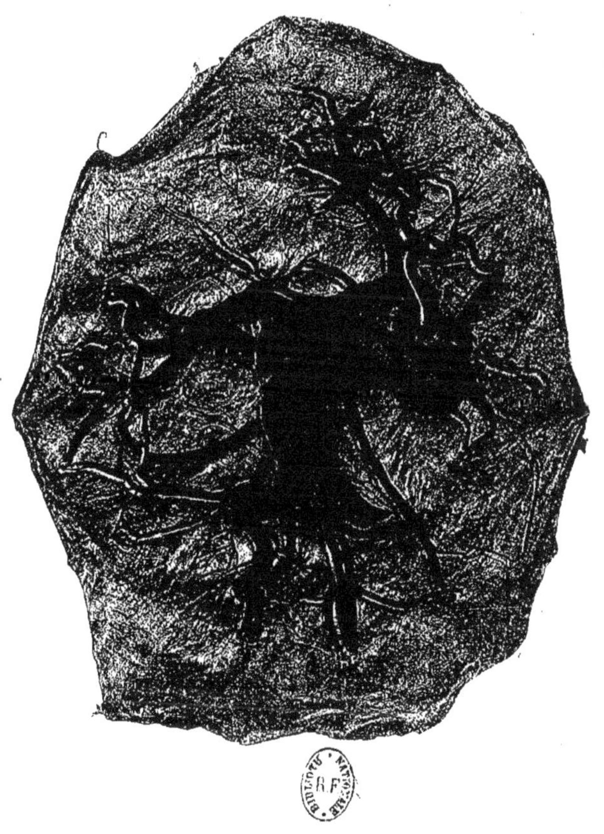

**PLACENTA DE JUMEAUX UNIVITELLINS** (*D'après nature.*)

*Un seul amnios.*

　　　　　P. Eleuterescu, pp. 36, 49.

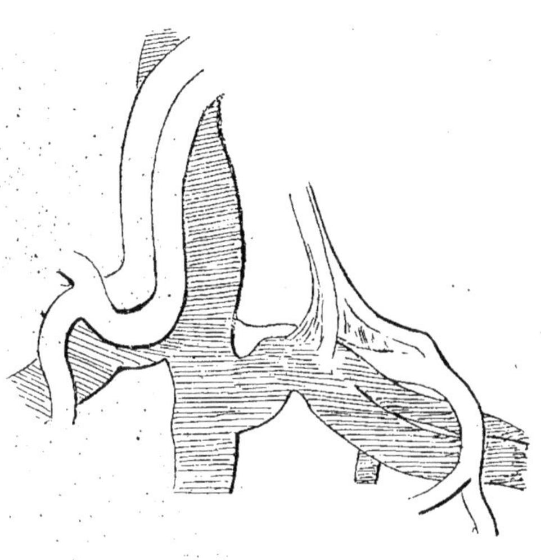

DISPOSITION DES VAISSEAUX SUR UN PLACENTA
DE JUMEAUX UNIVITELLINS. — L'UN DES FŒTUS EST MORT

*Figure schématique.*

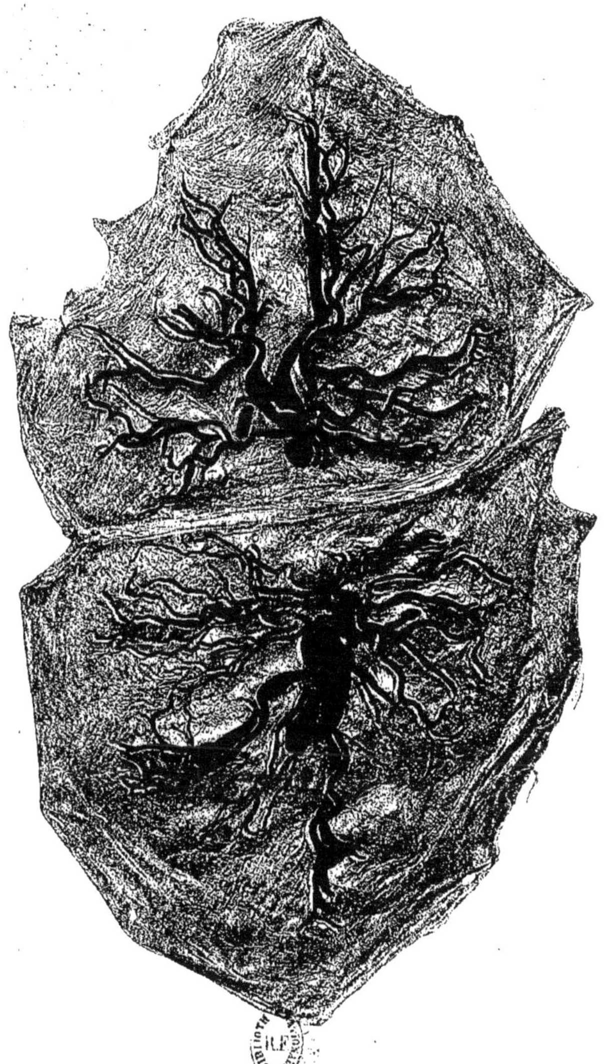

**PLACENTA DE JUMEAUX BIVITELLINS** (*D'après nature.*)

Les artères sont en bleu, les veines en rouge.          P. Eleuterescu, pp. 20 et suiv.

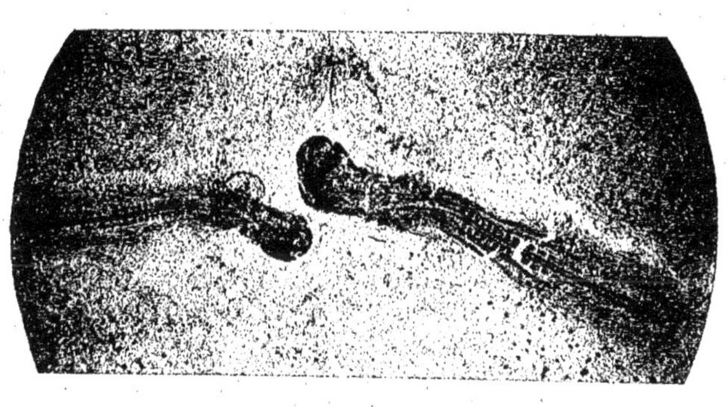

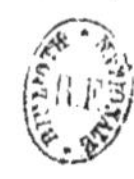

## JUMEAUX UNIVITELLINS SUR LA MÊME CICATRICULE

*(Œuf de poule)*

## À LA MÊME SOCIÉTÉ D'ÉDITIONS :

*Les Sciences biologiques à la fin du XIX° siècle,* (médecine, hygiène, anthropologie, sciences naturelles, etc.); publiées sous la direction de MM. R. Blanchard, Charcot, L. Collin, Cornil, Duclaux, Dujardin-Beaumetz, Gariel, Marey, Mathias Duval, Planchon, Trélat; Labonne et Egasse, D., secrétaires de la rédaction. Cette publication forme un magnifique vol. in-8 grand jésus, imprimé à 2 col. de plus de 1000 p. et orné d'un nombre considér. de grav. dans le texte.
Prix du volume broché. . . . . . . . . . 32 fr.
— — relié avec dorures. 35 fr.

**Auvard**, accoucheur des Hôpitaux, et **Pingat**. — *Hygiène infantile ancienne et moderne.* Maillot, berceau et biberon à travers les âges. In-8 jésus illustré de 85 figures dans le texte.
Cartonné avec dorures spéciales. 2 fr. 50
Broché. . . . . . . . . . . . . . . . . . 1 fr. 50

**Baratoux**, J., professeur libre d'Otonlogie, de Rhinologie et de laryngologie. — *Guide pratique pour le traitement des maladies du larynx, du nez et des oreilles.* In-18 raisin avec nombreuses figures et atlas. . . . . . . . . . . 6 fr.

**Barthélemy**, Toussaint, médecin nommé au Concours de St-Lazare, chef de clinique à l'hôpital St-Louis, etc. - *Etude sur le Dermographisme ou Dermoneurose toxivasomotrice.* In-8 de 290 p., avec 17 pl. hors texte. . 7 fr. 50

**Baudron**, E., ancien interne des hôpitaux de Paris, Lauréat de l'Assistance publique (prix Arnal, 1887). — *De l'Hystérectomie vaginale* appliquée au traitement chirurgical des lésions bilatérales des annexes de l'utérus (opération de Péan). In-8 de 400 pages avec 38 figures et 5 planches hors texte. . . . . . . . . . 10 fr.

**Berlin.** — *Guide de diagnostic gynécologique à l'usage des praticiens* avec une préface par le Dr Auvard, accoucheur des hôpitaux de Paris Avec 72 fig., dont 1 hors texte, 2e édit. 6 fr.

**Bertrand** L.-E., médecin en chef de la Marine, ancien prof. aux Ecoles de médecine navale, et **Fontan** J., prof. de chirurgie navale et de chirurgie d'armée à l'Ecole de médecine navale de Toulon. — *Traité médico-chirurgical de l'hépatite suppurée des pays chauds,* gr. abcès du foie Form. in-8 r. de 732 p., avec fig. et fig. Pr. 16 fr.

**Bianchon**, Horace. — *Nos grands médecins d'aujourd'hui.* Préface de Maurice de Fleury. In-8 de 500 pages orné de portraits en sanguine par Desmoulins. . . . . . . . . . . . . 10 f.

**Billot**, médecin-major de 1re classe. — *Détermination pratique de la Réfraction oculaire par la Kératoscopie ou Skiascopie.* Application à l'examen des conscrits. In-18 r., cart. à l'angl. 3 fr.

**Bouloumié**, P., ancien président de la Société de médecine pratique de Paris. — *Manuel du candidat* aux divers grades et emplois de Médecin et Pharmacien de réserve et de l'armée territoriale. In-12 de 585 p. . . . 5 fr.

**Bureau**, professeur agrégé d'accouchement. — *Guide pratique d'accouchement.* Conduite à tenir pendant la grossesse, l'accouchement et les suites de couches. In-8 de 420 p. avec fig. 6 fr.

**Cazin**, docteur ès sciences, ancien interne, lauréat des hôpitaux de Paris, chef du laboratoire de clinique chirurgicale de l'Hôtel-Dieu. — *Des origines et des modes de transmissions du cancer.* Grand in-8 de 100 pages. . . . . 5 fr.

**Chéron**, J., médecin de St-Lazare, docteur ès sciences. *Introduction à l'étude des lois générales de l'Hypodermie, physiologie et thérapeutique.* In-8 de 555 p. avec fig. dans le texte 10 fr.

**Clado**, chef des travaux de gynécologie à l'Hôtel-Dieu, ancien chef de laboratoire de la Faculté et chef de clinique à l'Hôtel-Dieu; préface par le professeur S. Duplay. - *Traité des Tumeurs de la vessie* (tumeurs intra-vésicales et para-vésicales), in-8 raisin, de 760 pages, avec 126 fig. et 18 tabl. dans le texte. Prix. . 16 fr.

**Drouet**, Henry, ancien interne des hôpitaux de Paris et de la Maternité, de l'hôpital Beaujon. — *De la valeur et des effets du lait bouilli dans l'allaitement artificiel,* ouvr. couronné par l'Académie de médecine. In-18 de 136 pages 3 fr.

**Jouin**, J., ancien interne des hôpitaux de Paris, secrétaire annuel de la Société obstétricale et gynécologique de Paris. *Des différents types de métrites, leur traitement.* Avec une préface de M. Péan, membre de l'Acad. de méd., chirurgien de l'hôpital St-Louis. In-8 carré de 400 p. 6 fr.

**Laborde**, J.-V., directeur des travaux pratiques de physiologie à la Faculté de Paris, membre de l'Académie de médecine. — *Traité élémentaire de Physiologie,* d'après les leçons pratiques de démonstrations, précédé d'une introduction technique à l'usage des élèves. In-8 de 450 p.
Cartonné à l'anglaise, fer spécial. 12 fr.
Broché. . . . . . . . . . . . . . . 10 fr.

**Leredde**, E., ancien interne des hôpitaux de Paris. — *Etude sur l'Anatomie pathologique de la Morve.* In-8 de 112 p. avec 3 pl. h. texte. 4 fr.

**Letulle**, professeur agrégé à la Faculté de médecine de Paris, médecin des hôpitaux. — *Guide pratique des Sciences médicales,* encyclopédie de poche pour le praticien, publié sous la direct. scientifique du Dr Letulle. In-18 de 1500 p.
Cartonné à l'anglaise. . . . . . . . . . 12 fr.
Le supplément pour 1892. . . . . . . . 5 fr.
Le supplément pour 1893. . . . . . . . 5 fr.

**Macaigne**, Maxime, ancien interne des hôpitaux de Paris. — *Le Bacterium coli commune.* Son rôle dans la pathologie. In-8 de 170 p. 4 fr.

**Monin**, E., secrétaire de la Société française d'hygiène. — *Formulaire de médecine pratique.* Préface par M. le professeur Peter. In-18 de 600 p., cartonné à l'anglaise. . . . . . . 5 fr.

**Morain**, W., avec la collaboration d'anciens internes des hôpitaux de Paris. *Questions d'internat.* Manuel du candidat. In-18, 625 p. 7 fr. 50

**Morax**, V., ancien interne des hôpitaux de Paris. — *Recherches bactériologiques sur l'Etiologie des conjonctivites aiguës et sur l'asepsie dans la chirurgie oculaire.* In-8 de 142 pages avec une planche en couleur. . . . . . . . . . . . 5 fr.

**Nicolle**, Ch., ancien interne des hôpitaux de Paris. — *Recherches sur le chancre mou.* In-8 de 106 pages avec une planche en couleur 4 fr.

**Petit et Collin**, médecins-majors de l'Armée. — *Guide militaire des étudiants, des médecins et pharmaciens de Réserve et de l'Armée territoriale,* in-12 de 534 pages, 2e édit. Prix. . . . . . . . 6 fr.

**Pineau**, Arsène, ancien interne des hôpitaux. — *Variétés cliniques et pathogénie des Endocardites infectieuses.* In-8 de 120 pages 4 fr.

**Quinquaud**, médecin des hôpitaux, professeur agrégé à la Faculté de médecine de Paris. — *Thérapeutique clinique et expérimentale.* In-8 raisin de 350 pages. . . . . . . . . . . 10 fr.

**Renault**, J., ancien interne des hôpitaux de Paris. — *Le Bacterium coli dans l'Infection urinaire.* In-8 de 80 pages. . . . . . . . . 4 fr.

**Trousseau**, A., médecin à la clinique nationale des Quinze-Vingts. — *Travaux d'ophthalmologie.* In-8 de 160 pages. . . . . . . . . 3 fr.

SOUS PRESSE :

**Gautier**, A., membre de l'Institut, prof. à la Faculté de médecine. — *Toxines, Ptomaïnes et Leucomaïnes*

Le Mans. — Association ouvrière de l'imprimerie Dronin, 5, rue du Porc-Epic (Hetaot, Grenet et Cie)

9 782019 474805